心と身体の不調がやわらぐ

# お茶でゆる〜りセルフケア大全

国際中医専門員／東洋医学YouTuber
ロン毛メガネ

大和出版

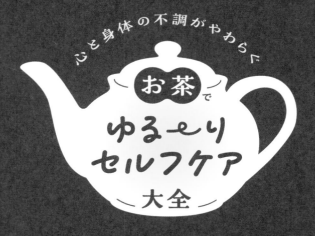

はじめに

# 身近&手軽な「飲む薬膳」が、心と身体の不調から守ってくれる

はじめまして。

漢方養生指導士、国際中医専門員、国際中医薬膳管理師のロン毛メガネです。

香港出身で、東洋医学の家系で生まれ育ち、日本に住んで12年になります。

出版社の方から「お茶の本を出しませんか」と声をかけていただいたとき、実は、最初はお断りしようと思っていたんです。

というのも、長い歴史のなかで培われてきた東洋医学には、お茶の種類やレシピがたくさんありますが、本格的に実践しようとすると、なかには日本にはなじみがないものや、入手困難なものもあるからです。

でも、「香港出身で、お茶を飲む『飲茶』の文化のもとで育った私だからこそ、日本人にとって身近なものを厳選して、東洋医学の考え方を伝えることはできるかもしれない」

と思い直し、執筆しようと決めました。

ところで、「飲茶」と聞くと、中国茶を飲みながら点心を食べるシーンをイメージしますよね。

実は、お茶を飲むことも「飲茶」なのです。

東洋医学には、「薬食同源」といって「**食べものも飲みものも、口に入れるものはすべて薬になる**」という意味をもつ言葉があり、「お茶＝薬膳効果がある」と捉えています。

つまり、「飲茶」とは、「お茶で養生する、お茶で命を養う」こと。

私の出身地・香港では、

「今日は冷えるから紅茶にしよう」

「ずっと座って仕事をしていたから、気血の巡りを補佐するバラ茶を飲もう」

「ストレスで眠れなかったから、今日はイチゴのドライフルーツティーを飲もう」

という具合に、その日の体調に合わせてお茶を選んでいます。

香港が男女ともに世界一長寿になった要因も、東洋医学が浸透していて薬膳を取り入れていることと、「飲茶」の習慣が根づいていることにあると考えています。

本書では、日本のスーパーやコンビニ、ネット上で比較的手に入りやすい、身近なお茶に絞って、東洋医学で考えられている効果について紹介いたします。

「なんだか頭が痛くてつらい」

「最近ずっとイライラしていて落ち着かない」

「あごに吹き出物ができて気になるなぁ」

こんなふうに心や身体の不調で悩んでいるとき、ぜひ、自分の体調に合わせたお茶を選んでみてください。

きっと新しい発見があるはずです。

では、さっそく東洋医学の本場・香港のセルフケアの世界へご案内しましょう！

ロン毛メガネ

お茶でゆる〜りセルフケア大全　**CONTENTS**

## 第3章 「自分の体質」を変えたい！

——7つの体質を知り、毎日を快適に過ごす

COLUMN 4 気・血・水には、どんなはたらきがある？

## 第4章 「気になる痛み」をなくしたい！

気血の巡りを意識して、改善していく

本文イラスト　東口和貴子
本文レイアウト　喜來詩織（エントツ）
本文ＤＴＰ　白石知美（システムタンク）
編集協力　笹山浅海（マニュブックス）

*prologue*

# 1日1杯のお茶で、心と身体を整える

## 東洋医学式セルフケアのすすめ

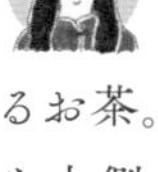

はじめまして。ここあと申します。
お茶のことをもっと知りたいと思っています！

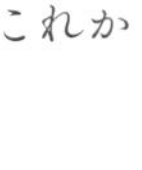

身近なスーパーやドラッグストアだけでなく、今やインターネットで取り寄せることができるお茶。実はお茶って、毎日少し飲むだけで、身体と心を内側から変えてくれる強い味方なのです！
これからこの本で、「お茶習慣」をはじめてみましょう。

## そもそも、「お茶で養生」ってどういうこと？

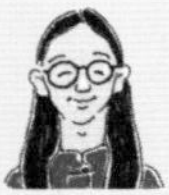

国際中医専門員・国際中医薬膳管理師・漢方養生指導士のロン毛メガネです。
本書では、お茶を飲んで、身体をケアする方法について紹介します。
お茶の話をはじめる前に、まずは「漢方」について簡単に解説しましょう。

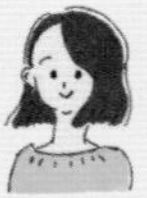

お茶、興味あります！　漢方って中国の薬のようなものですよね？

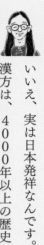

いいえ、実は日本発祥なんです。
漢方は、4000年以上の歴史がある中国伝統医学（中医学）をベースに、日本の気候、食事などを取り入れて派生した日本の東洋医学です。
**西洋医学が薬や手術で病気を治療するのに対し、東洋医学では漢方で自己治癒力を高**

**めて生活習慣や食事を見直すことで、身体の不調を自ら治していきます。**

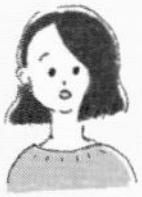

漢方は病気に効く薬ではなく、自然治癒力を高める手助けをしてくれるんですね。

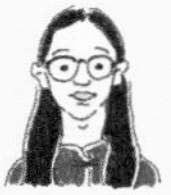

病気に効く漢方薬ももちろんありますが、病気になる前の「未病」を早い段階で改善するのが漢方の得意分野。

不眠・便秘・肩こり・冷えなど、病気というほどではないけれど健康ではない状態を「未病」と呼び、早めに改善すべきサインと捉えます。

私は予防医学が注目されている現代にこそ、漢方が必要なものだと考えています。

**そして、この漢方を手軽に取り入れる方法が「お茶」なのです。**

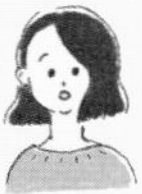

お茶は中国から伝わったものですよね。いつから飲まれていたんですか？

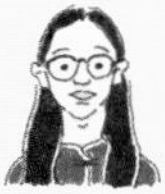

実は5000年以上前から飲まれていたといわれています。

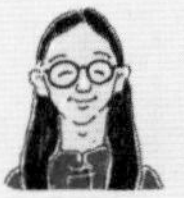

本草学（東洋医学における生薬の学問）の始祖と伝承される神農《しんのう》氏が、自宅の庭でお湯を沸かしていたときに、風に吹かれた葉が鍋に入って、しばらくするとお湯が茶色に染まった。好奇心旺盛な神農氏がこれを飲んでみると、すっきりと身体が軽くなった――これがお茶の発祥といわれています（諸説あり）。

古典『神農本草経《しんのうほんぞうけい》』には、「神農氏が毎日100種類以上の薬草を自らの口に入れて試し、毒草に当たったらお茶を飲んで解毒する」と書かれています。

また、中国の博物学者であり、医師である李時珍《りじちん》氏の『本草綱目《ほんぞうこうもく》』には、茶葉について「寒属性《かんぞくせい》」＝「身体の余分な熱を冷ます」と書かれており、唐朝の古典『本草拾《ほんぞうしゅう》遺《い》』には「茶為萬病之薬」＝「お茶は多くの病の薬」と記述されています。

日本では平安時代初期に仏教の僧侶・最澄さんが中国からお茶を持ち帰り、日本に広めたといわれています。

さらに鎌倉時代になると、臨済宗の僧侶・明庵栄西《みょうあんえいさい》さんが医書『喫茶養生記《きっさようじょうき》』に「茶は養生の仙薬なり」と記しています。

**このように、古くからお茶は病を予防するものとして大事にされてきました。**

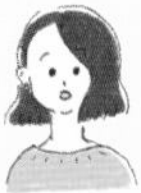

現代のお茶は、「病を予防する」というより「喉をうるおす」という感覚かも。

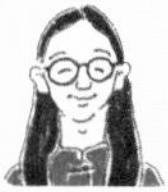

そうですね。長い時間をかけてお茶は人々の生活に浸透し、より手軽で便利な形態で飲むことができるようになりました。
今では私たちはコンビニエンスストアに入れば、いつでもペットボトルのお茶を買って喉をうるおすことができます。

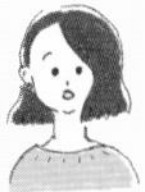

コンビニで購入したお茶も「病を予防するもの」になりますか？

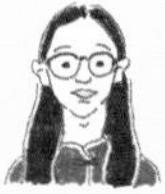

東洋医学においては、食べものも飲みものも、冷たいものは推奨していないんです。
東洋医学において薬学の古典である『本草求真《ほんぞうきゅうしん》』にも「温かいお茶を飲むのはいいが、冷たいお茶は身体を冷やし、痰が生まれる」と書かれています。
**ですからペットボトルのお茶ではなく、急須で入れた温かいお茶が望ましいです。**

そうなんですね。では1日に何杯くらい飲めばいいんですか？

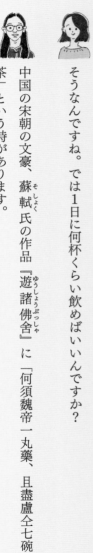

中国の宋朝の文豪、蘇軾《そしょく》氏の作品『遊諸佛舍《ゆうしょうぶっしゃ》』に「何須魏帝一丸薬、且盡盧仝七碗茶」という詩があります。

これは「健康になるために、魏文帝のように不死薬や仙薬を作ろうとするのではなく、盧仝《ろどう》（唐朝の詩人）のようにお茶を多く飲むべきだ」という意味です。

とはいえ、お茶は「薬」にもなりますから、水分補給がてら1日中お茶を飲み続けることはあまりおすすめしません。**1日2～3杯が適量です。**

茶葉は400cc程度の急須の場合、小さじ1杯程度を目安にしてください。

## お茶には、飲むべきタイミングがある！

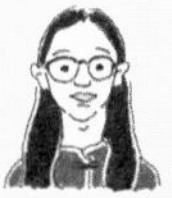

東洋医学では「朝昼晩で異なる種類のお茶を飲むといい」という考え方があります。

## 朝 紅茶［心身ともに活発になる］

「1日の計は朝にあり」という言葉の通り、朝は身体のなかに一晩蓄えた「陽気」が活発になり、身体と脳が動き出します。

紅茶は発酵しているので、香りがよく、喉越しが軽いという特徴があります。

**やや体温が低い朝に紅茶を飲むことで、身体を温めて、体内の寒気を追い払うことができます。**

また血行を促進し、頭をすっきりさせたり、集中力を高めたりしてくれます。

ただし、胃腸への刺激が強く、胃痛につながる可能性があるので注意が必要です。

胃腸への刺激を弱めるために、空腹時は避けて、朝食後に、茶葉を蒸らす時間を30秒〜1分程度にして薄めに淹れた紅茶を飲みましょう。

## 昼

# 烏龍茶［胃腸のはたらきを補佐する］

午後になって陽気が弱くなると、胃腸のはたらきが少し低下するため、胃腸を助けてくれる烏龍茶がおすすめです。

ランチは外食ですませる人もいると思いますが、胃腸のはたらきが低下する時間に脂っぽい食事や味が濃いものを食べると、さらに胃腸に負担がかかります。

東洋医学において胃腸は五臓（肝《かん》、心《しん》、脾《ひ》、肺《はい》、腎《じん》）の中枢であり、胃腸が弱ると、ほかの臓腑にも悪い影響を与えてしまうと考えられています。

そのため、消化の促進や油と糖の吸収を抑えて、脂肪の燃焼を助けてくれる烏龍茶が最適なのです。

**東洋医学では、「朝は質のいいものを食べ、昼は腹八分目、夜は少食」という考え方がスタンダード。**

昼食はおなかいっぱいに食べるのではなく、腹八分目程度に留めましょう。

## 夜　プーアル茶［胃腸を保護する。心身を落ち着かせる］

夜は陽気が体内に戻り、陰気が強くなります。

つまり、1日活動して疲れた身体に陽気が戻ることで、さまざまな機能が低下して「お休みモード」に入るというわけです。

**東洋医学では「胃腸の状態がよくなければ安定した睡眠を得られない」と考えられているので、胃腸の粘膜を保護し、おなかを温め、消化を助けてくれるプーアル茶が最適です。**

### 夜におすすめできないお茶――生姜湯、生姜紅茶

香港では「夜に生姜を食べることは劇毒を飲むことと同じ」といわれています。収斂・陰の時間である夜は、気血を体内に閉じ込め、動かさないほうがいいので、発散と発汗作用がある生姜は控えたほうがいいでしょう。

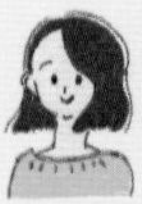

なるほど。どれも私たちの身近にあるお茶なので、すぐに取り入れられそうです。

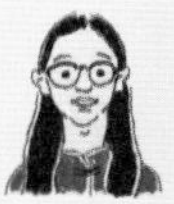

「朝は絶対にこのお茶を飲まなければならない」ということではありませんし、体質や季節によっても変わりますので、あくまでも参考まで。

また、1日飲まなかったからといって、急に体調が悪化することもないので、こだわりすぎないようにしてくださいね。

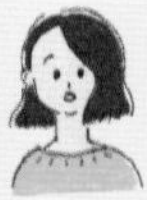

季節によって飲んだほうがいいお茶も決まっているのでしょうか？

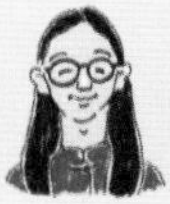

そうですね。**季節に合ったお茶を飲んで「天人合一《てんじんごういつ》」を目指しましょう。**

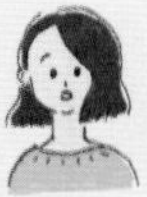

てんじん……ごういつ……？　なんだか難しい言葉ですね。

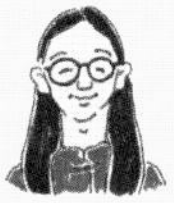

**「天人合一」とは、自然の移り変わりとともに身体が変化することを意味します。**

難しく聞こえますが、実は普段の生活や行動で自然に取り入れられているんですよ。

たとえば寒い冬に半袖短パンではなく、温かい服装をする。

これも「天人合一」です。

東洋医学では人間と自然の移り変わりが深く関わっていると考えられていて、健康になるためには「天人合一」になるのが理想です。

## 肝、心、脾、肺、腎の五臓で考える

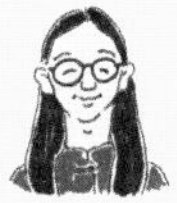

ここで、東洋医学について、もう少し説明させてください。
先ほど東洋医学では、「肝、心、脾、肺、腎」の五臓というものがあるとお伝えしましたが、それぞれ、「役割」「はたらき」があると考えています。

## 肝とは

肝は暴れん坊です。主なはたらきは、気を巡らせる、血を蓄えることです。暴れん坊なので、暴れることがあっても、弱くなることはほとんどありません。ですので、肝の気血が滞ってしまうと、イライラしたり、憂うつになったりするわけです。

この本では、お茶によって、不調になった肝の過剰なはたらきを抑えていきます。

## 心とは

心は五臓のボスです。血液を動かし、全身に栄養やうるおいを運び、さらに、私たちの精神、思考、意識を正常に保つようにしています。

**心の気血が不足している、あるいは心の気血の流れが滞っていると、顔色が悪くなったり、不安を感じたり、精神不安定になったりしてしまうため、そのエネルギーをお茶で補っていきます。**

### 脾とは

脾には運化作用というはたらきがあって、食べ物を気血に変えて、全身に配る役割があります。また、肺と腎とで連携を取って、余分な水分を排出しています。**脾の気血が不足すると、食欲不振、消化不良、疲れやすい、冷え性などにつながります。逆に、食欲が止まらない、暴飲暴食などになる可能性も……。**

この本では、脾のはたらきを補佐するお茶を紹介していきます。

### 肺とは

肺は、五臓のボス（心）をサポートする役割。呼吸することで、自然界の気を取り入れて、体内で気の生成を補佐することができる臓腑です。**そして、気の巡りをスムーズにするはたらきもあります。**

肺の気血やうるおいが不足すると、呼吸が浅くなったり、咳が出たりしてしまうので、お茶でバランスを整えていきます。

### 腎とは

腎は、私たちの根本的な生命力で、成長、発育、老化のほか、生殖機能、脳、骨、腰、髪の毛などに関わっています。

**そして、水代謝（水分の配分）にも関係していて、腎の気血が不足すると、頻尿、排尿トラブル、むくみ、失禁などにつながります。**

腎のはたらきを保つためのお茶も、のちほど紹介していきます。

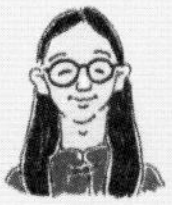

## 季節に合わせて、お茶を選ぶということ

では次に、季節に合わせておすすめできるお茶をお伝えします。

### 春 ——立春、春分を経て、立夏まで

ジャスミン茶・菊茶・スイカズラ茶などの花茶、緑茶、烏龍茶、くこのみ茶。

東洋医学の古典『黄帝内経《こうていだいけい》』には「春の3ヶ月の間は陽気が活発になり、万物が生き生きして、冬の間に溜まった老廃物や毒をデトックスする季節」と書かれています。春から陽気を養うことも重要です。

春は肝の季節といわれ、肝が強くなり、脾（胃腸）が弱くなりやすい傾向にあります。

**そのため、肝を補助する酸味は控え、甘味をとるように意識するといいでしょう。**

本書で紹介するジャスミン茶・菊茶・スイカズラ茶の「花茶」は、春になるとイライラしやすい、怒りやすいといった「肝気《かんき》」が滞りやすい人には特におすすめです。

## 夏――立夏、夏至を経て、立秋まで

喫煙する人、揚げものやからいものをよく食べる人には……緑茶、ミントティー、蓮の葉茶。

胃腸が弱く、冷たいものを食べるとおなかがゆるくなる人には……紅茶、プーアル茶、烏龍茶。

冷え性で寒がりの人には……陳皮《ちんぴ》茶、生姜紅茶。

よく汗をかく人、肉体労働する人、頭を使う人には……ハチミツレモン紅茶。


夏は四季のなかで一番陽気が旺盛な季節。

『黄帝内経』には、「夏の3ヶ月の間は、成長の季節。天地の気が交流し、万物が生き生きと成長していき、遅寝早起きして暑さを嫌がらず、イライラせずに過ごすのがポイントです。そうしないと秋冬になったとき、不調や病気につながる」といった内容が書かれています。

また東洋医学には「冬の不調は夏の間に治す」という言葉があります。ですので、そのときの健康状態に合わせて、最適なお茶を選ぶようにしましょう。

陽気が一番旺盛ということは、夏は活動的に動くのがいいということ。

**しかし陽気が強すぎてしまうこともあるので、身体を少し冷やしてくれるお茶を飲むことをおすすめします。**

また、湿気も強いので、人工甘味料や乳製品を控えて、胃腸を養い、除湿を意識するといいでしょう。

## 長夏《ちょうか》／梅雨時期――立夏を迎えてからの時期

キンモクセイ茶、陳皮茶、ハトムギ茶、とうもろこしのひげ茶。


『黄帝内経』によれば、長夏は陰暦の6月のこと。

長夏にはさまざまな説がありますが、本書では梅雨の時期と考えます。

梅雨の時期は雨が多く、湿度が高いので、胃腸が弱くなりやすい季節です。

長夏は「脾」と関係しており、胃腸や消化機能に影響を与え、下痢、便秘、食欲低下、消化不良などの不調が起こりやすいと考えられています。

気分も落ち込みやすいので、リフレッシュできて、除湿もできるお茶が最適です。

## 秋――立秋、秋分を経て、立冬まで

烏龍茶、くこのみ茶、キンモクセイ+烏龍茶、ラベンダー茶、菊ハチミツ茶。

『黄帝内経』には「秋になると陽気が少しずつ弱まり、陰の力が少しずつ強くなっていく。気温が下がり、乾燥しはじめる季節」と書かれていますので、身体をうるおしてくれるお茶がいいでしょう。

## 冬――立冬、冬至を経て、立春まで

ナツメ茶、龍眼肉《りゅうがんにく》茶、シナモン紅茶、黄耆《おうぎ》茶。

『黄帝内経』では「冬は収蔵・温存する季節。大地や水は氷に、万物が静まり、昼が短く、夜が長くなるので、早寝遅起がいいでしょう。少しずつ厚着をして寒さを防ぐことで、陽気を身体の内側に戻し、収蔵・温存して皮膚を引き締め、陽気が漏れないようにしましょう。冬は気血の無駄使いをせずに、活動量を減らしましょう。そうしなければ腎を痛め、春に不調になります」と書かれています。

冬になると汗をかく量が減って、余分な水分は尿で排出することになり、膀胱や腎の負担が増えるため、冬は腎を養う季節です。

**腎を養うには胃腸の助けが欠かせないので、胃腸も養う必要があります。**

特に冷え性の人は、身体を温めることが重要です。

では、次の章からは、不調に合わせたセルフケアのためのお茶をご紹介していきますね。

COLUMN

1

# お茶って、どうやって淹れるのがいいの？

1 ―― 400cc程度（カップ2杯分）の水を沸騰させておく

2 ―― 急須に、お好みの量で茶葉やお花を入れ、**1**のお湯を注ぐ

3 ―― 蓋をして、3〜4分ほど蒸らす

4 ―― 温めておいた湯飲みに注いで、いただく

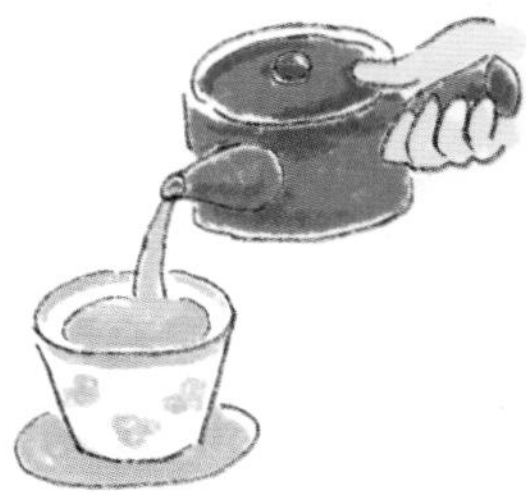

※埃や農薬が気になる場合は、少なめのお湯で30秒ほど茶葉を蒸らし、お湯を捨ててから、1の手順をおこなってください。

※茶葉やお花の量は、お茶の種類によって異なる場合があります。お茶の紹介ページそれぞれの「分量目安」を参考にしてください。

※ティーバッグの場合は、2を省略してください。

第 *1* 章

# 「メンタルの不調」を変えたい！

## 肝と心を補い、気持ちを落ち着かせる

---

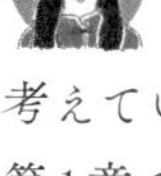

イライラしたときや不安なときに、どんなお茶を飲めばいいですか？

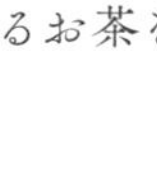

東洋医学では、メンタルの不調を長期的に抱えると、肝と心の気血を激しく消耗すると考えているんです。
第1章では、この肝と心を補い、気持ちを落ち着かせるお茶を紹介します！

# 01 ／ 憂うつなとき

仕事、育児、家事、人間関係など、大人になればなるほど、いろいろな悩みや心配事が増えてくるものですよね。

憂うつな気分が続くと、何に対しても興味が湧かない、集中力が低下する、自己肯定感が低くなる、ショックを受けやすくなる、食欲不振、ダイエットをしていないのに体重が落ちる……などといったことになってくるでしょう。

特に女性はホルモンバランスの影響により、情緒が不安定になりやすいので、心も身体もケアする必要があります。

**『黄帝内経』に「憂うつは身体の内側（五臓六腑）に影響を与える」とあります。**

東洋医学ではこのように心と身体はつながっており、メンタルの不調は身体の不調だと考えています。

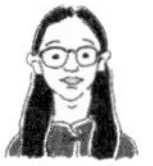

## 憂うつになったら、こう考える

東洋医学では、憂うつな気分になりやすい人は「気鬱《きうつ》」タイプが多いと考えています。

**東洋医学の「気」は、エネルギーを指し、「気」が身体中を循環してスムーズに流れているのが正常な状態。**

気鬱というのは、気の流れが詰まっていて、スムーズに流れていない状態です。

これが続くと「肝気鬱結《かんきうつけつ》」という状態になります。

肝とは、気血を巡らせるはたらきがあるので、肝気が詰まると、ほかの臓器に気血を送ることができず、私たちの情緒にまで悪い影響を与えてしまいます。

憂うつなときは、気血を巡らせる力を持つバラ茶を飲んで、詰まった気血を巡らせていきましょう。

# バラ茶

期待できる効果

**身体を温める／気血を巡らせる／詰まりを解消する**

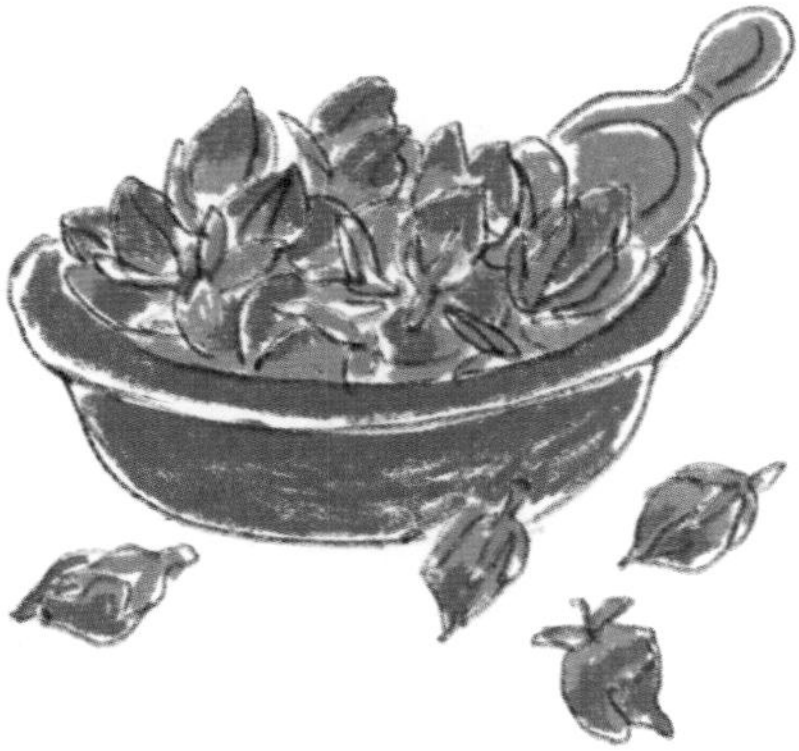

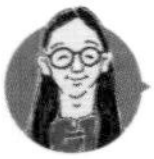

## バラ茶ってどんなお茶？

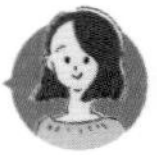

ここでいうバラ茶は、バラのつぼみを乾燥させたもの。ローズヒップティーのローズヒップはバラの花が咲いたあとの実を指し、バラ茶とは異なるものです。バラ茶には身体を温める力や、身体の気血の巡りをよくする力、憂うつ状態の詰まった気血を解消する力があります。血行促進や、詰まっている部分を解消する効果が期待できるでしょう。情緒を安定させて新陳代謝を促進してくれるともいわれています。

| 分量目安 | バラのつぼみ5～8個（またはバラのつぼみ5～8個ほど）を急須に入れて、お湯を注ぎ、蒸らしてからお飲みください。 |
| --- | --- |

| 注釈 | 生理中の人、不正出血がある人は控えましょう。<br>気血の巡りをよくするので、生理中や不正出血をしている人が飲みすぎてしまうと、出血が激しくなる可能性があります。 |
| --- | --- |

## 02 イライラしているとき

イライラして怒りの感情がおさまらない、目が充血する、目が霞む、頭に熱がこもってほてる、耳や頬が赤い。

これらの症状は「肝気《かんき》」の影響かもしれません。

24ページでお伝えしたように、東洋医学では、イライラするような怒りの感情は肝に関係していると考えています。

**肝は五臓のなかの暴れん坊だとお伝えしましたが、この肝の気の巡りが激しくなって頭に上ることで、怒りの感情が発生すると考えられています。**

そのようなときは、次のページで紹介するお茶を飲んで、たかぶった気持ちを落ち着かせましょう。

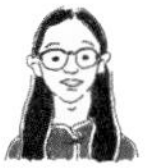

## イライラしたら、こう考える

イライラも、憂うつと同じく、最初は「気鬱」が原因です。

溜まった気の勢いが強く、詰まった気血の流れを強引に突破して、イライラした怒りの感情を引き起こしているというわけです。

34ページの憂うつと同じように、これが続くと「肝気鬱結」という状態になり、情緒や健康に影響が及んでしまいます。

**同じ「気鬱」であっても、イライラしやすい人は上半身に熱がこもりやすい傾向にあるので、バラ茶のような熱のあるお茶を飲むと、逆効果になることがあるのです。**

そのため、この場合は、余分な熱を冷ます力を持つカモミールがおすすめです。

イライラをやわらげるお茶

# カモミール茶

**期待できる効果**

**身体の熱を冷ます／心を落ち着かせる／目を養う**

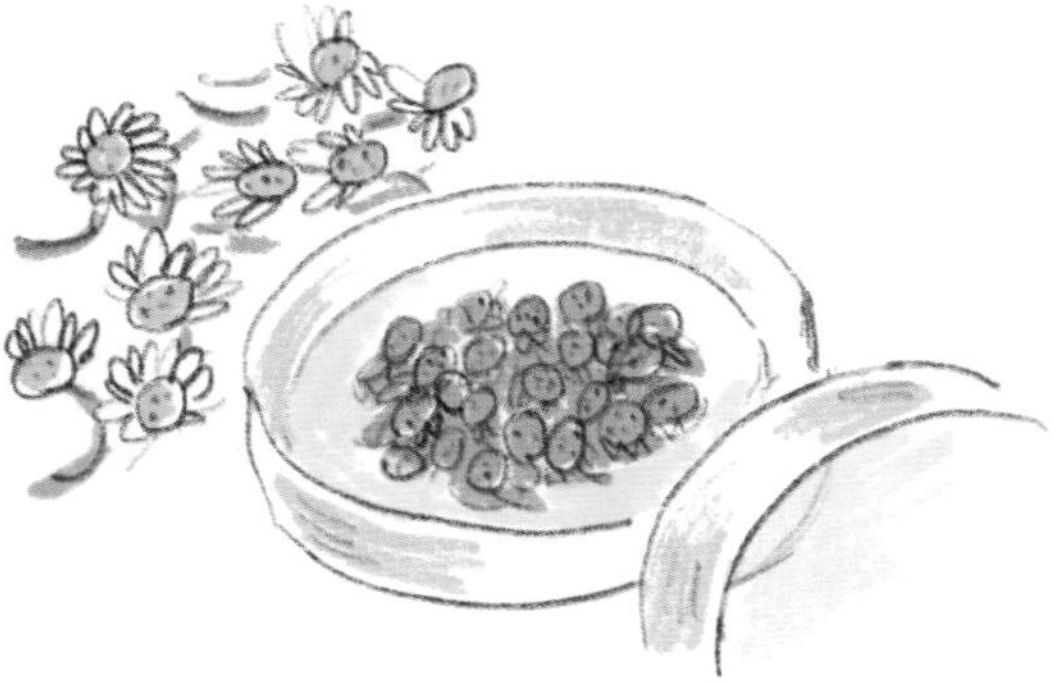

## カモミール茶ってどんなお茶？

カモミールは涼属性といって、身体の熱を冷ます力があるので、春・夏におすすめですが、ほてり気味、イライラしやすい、怒りやすいといった人は季節を問わず飲んでみてください。

精神状態を安定させて、気持ちを落ち着かせるといわれています。

また、「清肝名目《せいかんめいもく》」＝肝気の詰まりを解消して目を養う効果も期待できるでしょう。

| 分量目安 | カモミールの花3〜5g（または小さじ1〜2杯程度、もしくはティーバッグ1包）を急須に入れて、お湯を注ぎ、蒸らしてからお飲みください。 |
| --- | --- |

春・夏におすすめ

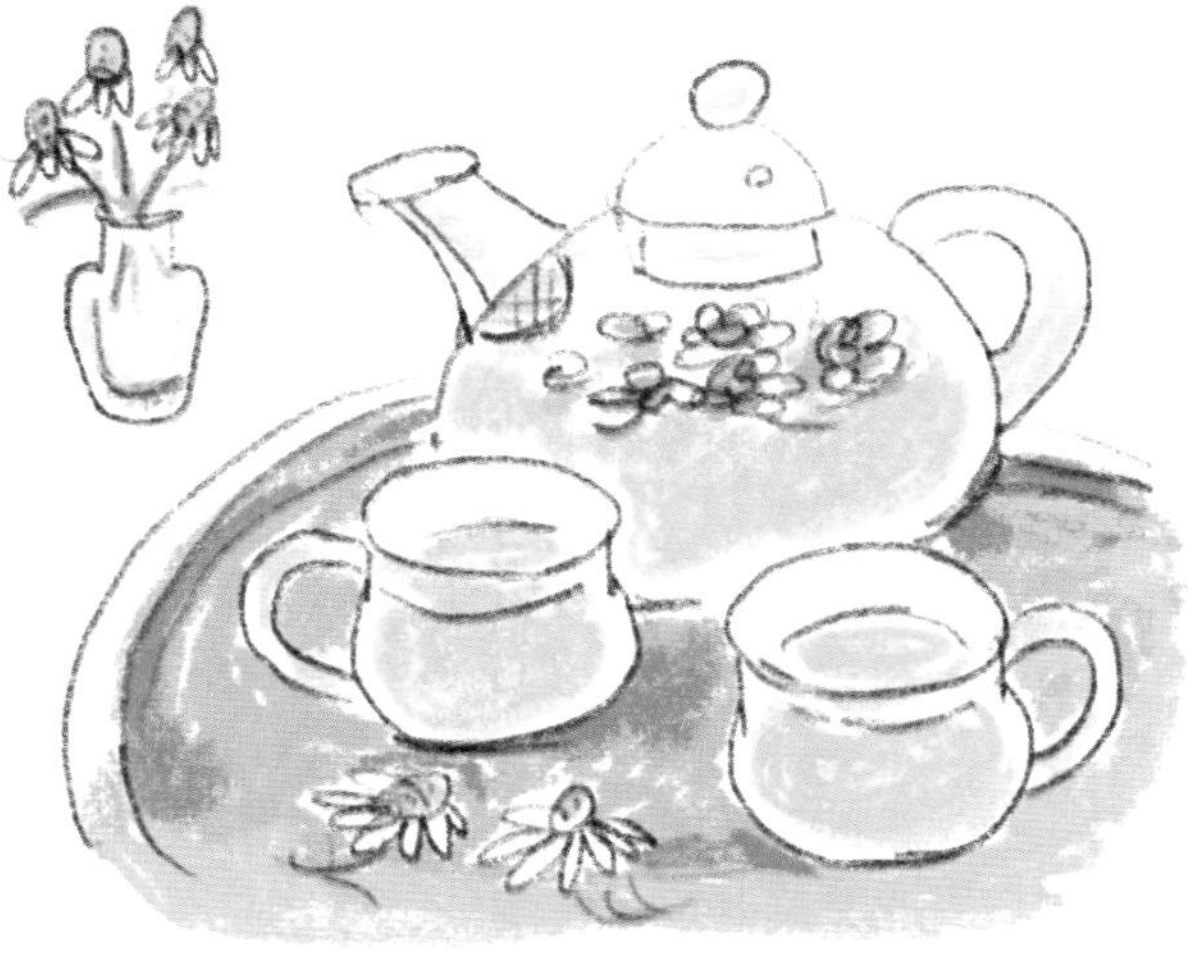

| 注釈 | 身体を冷やす力があるので、冷え性の人、下痢気味の人、妊娠している人、授乳期間中の人は控えましょう。 |
| --- | --- |

# 03 不安が止まらないとき

明日のプレゼン、成功するだろうか。

会議でうまく自分の意見を言えるだろうか。

……などと、日常生活のさまざまなことで不安になりやすいものです。

不安が続くと、動悸がする、顔色が悪くなる、少し動いただけで息切れするなどといったことになるでしょう。

でも、これらの目に見えない不安のほとんどは自分の思い込みかもしれません。

**平常心を保ちつつ、「なんとかなる」と言い聞かせると、9割の不安は消えていくものです。**

それでも不安を感じたら、次に紹介するお茶を試してください。

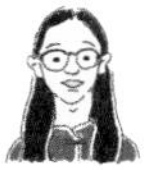

## 不安になったら、こう考える

長期的な心配事がある、また、長期的にストレスを発散できずに抱えている人は「心気不足《しんきぶそく》」になりやすいといわれています。

「心気不足」というのは、東洋医学で、心に元気が足りない、または気が足りないことによって不安になるということ。

**ですので、不安な気持ちになっているときは、これから紹介する麦茶・リコリス・ナツメのブレンドティー「麦甘大棗茶《ばくかんたいそうちゃ》」を飲んで、気を補い、心をうるおしましょう。**

心をうるおすことで、落ち着きを取り戻すことができ、不安を解消できるはずです。

# 麦甘大棗茶

**期待できる効果**

**心を落ち着かせる／気を補う／心をうるおす**

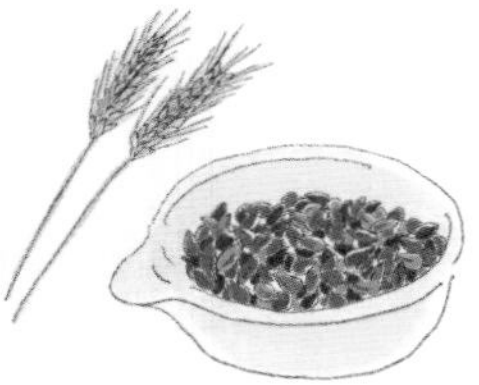

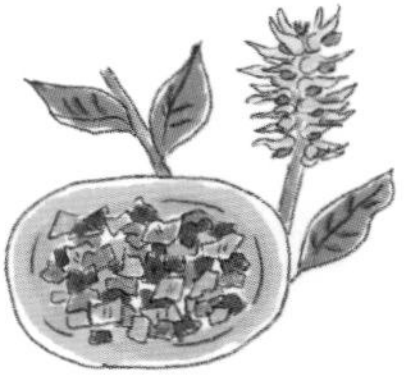

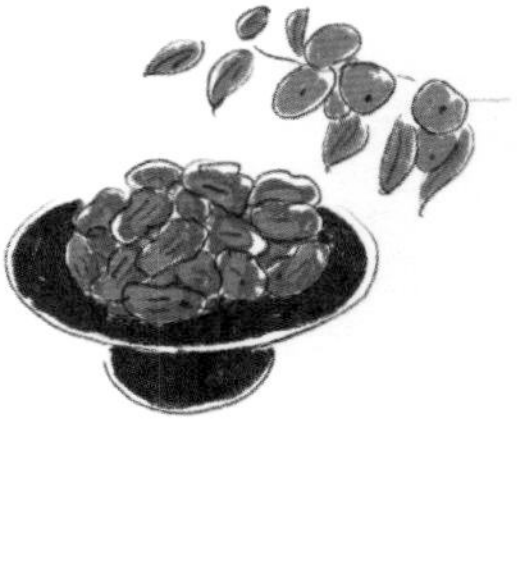

## 麦甘大棗茶ってどんなお茶？

麦甘大棗茶、つまり麦茶・リコリス・ナツメのブレンド茶には、「寧神安躁《ねいしんあんそう》」といって、不安や複雑な気持ちを落ち着かせたりする力があると考えられています。

また、心をうるおして気を補い、乱された肝気を調和するという意味があります。麦茶・リコリス・ナツメをブレンドすることで、気血を補うパワーが強くなり、心がほっとできる効果を感じやすくなるでしょう。

分量目安

麦茶4g、リコリス2g、ナツメ2g（または麦茶のティーバッグ1包、リコリス2g、ナツメ2～3個 ）を急須に入れて、お湯を注ぎ、蒸らしてからお飲みください。

どんな時期も
おすすめ

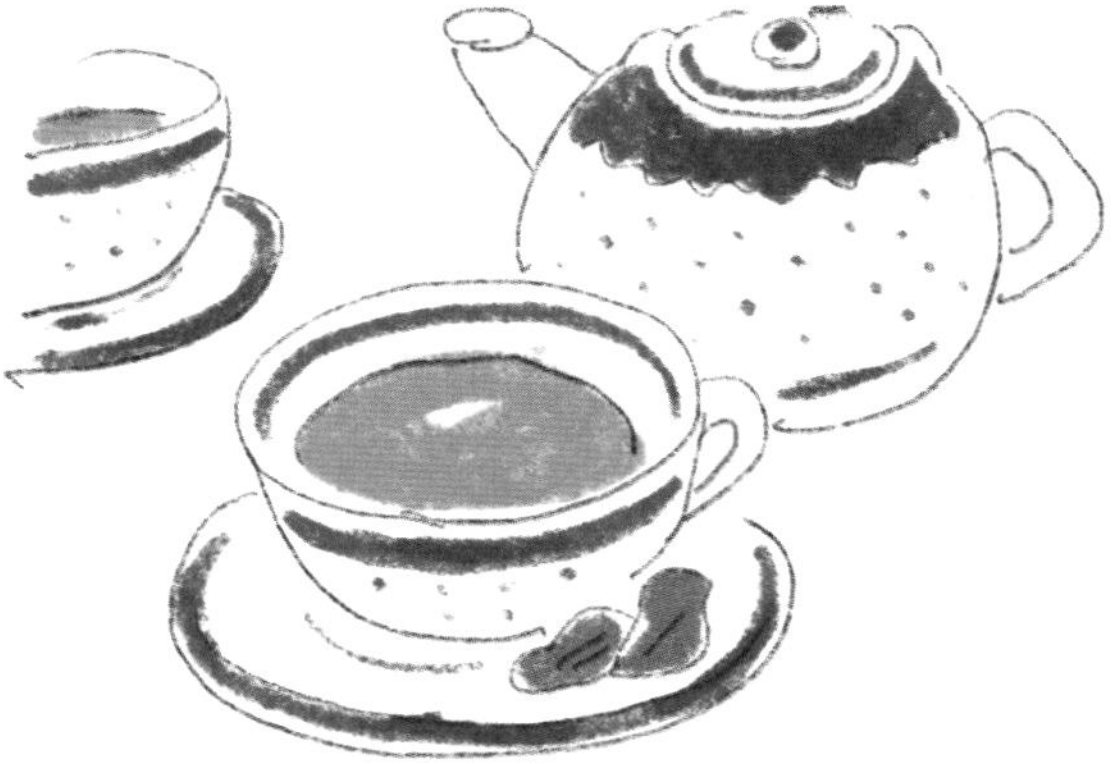

# 04

## 気分が落ち着かず、眠れないとき

夜中に起きてしまう。

布団に入っても、いろいろと考えてしまい、なかなか眠れない。

考えないようにすればするほど、考えすぎて目が冴えてしまう人もいるでしょう。

東洋医学では、男性は陽、女性は陰だと考えます。

**陰属性の女性は月の影響を受けやすく、上弦の月の日や満月の日には、気血の流れが乱れ、気分がたかぶって眠れない人もいるとか。**

気分が落ち着かなくて眠れないときには、腹式呼吸をしながら瞑想をしてみましょう。

そして、リラックス効果があるお茶を飲んでみてください。

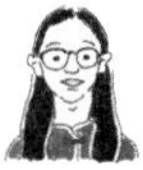

## 寝つけなくなったら、こう考える

陰陽の考え方以外にも、東洋医学では肝の気が詰まることで、睡眠障害が起こると考えられています。

「肝臓魂《かんぞうこん》」（夜になると魂が肝に戻る）状態が理想で、肝の気が詰まっている状態（肝気鬱結）では、魂が肝に戻れず、眠れなくなるのです。

肝の経絡が活発に動いて身体を修復し、血をきれいにするのは午前1～3時頃といわれています。

**この時間に目が覚めてしまう人は、ラベンダー茶を飲んで、気持ちを落ち着かせるようにしてください。**

穏やかな香りとともに、リラックスできるはずです。

落ち着かない気分をやわらげるお茶

# ラベンダー茶

**期待できる効果**

**気の巡りをよくする／リラックスさせる／不安をやわらげる**

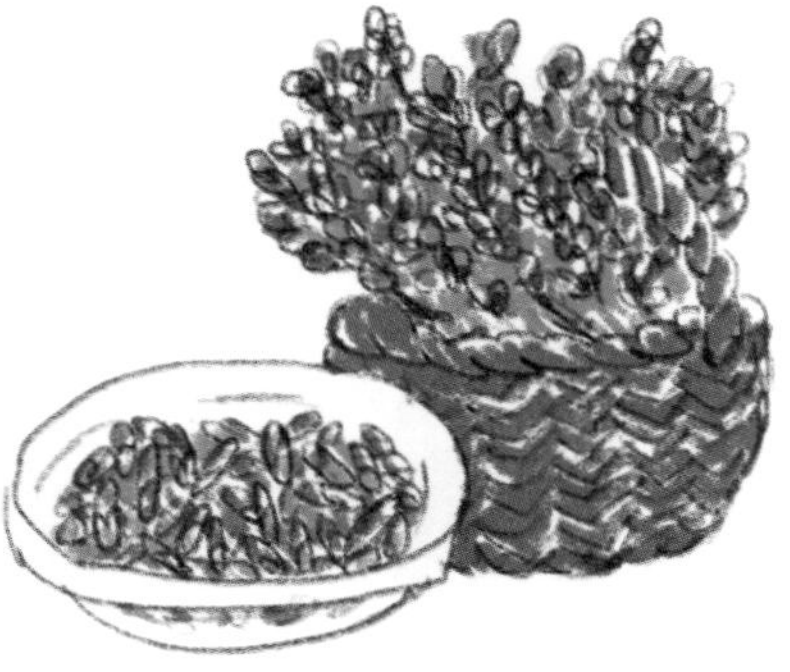

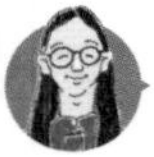

## ラベンダー茶ってどんなお茶？

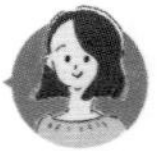

ラベンダーのもつ「理《り》気《き》解鬱《かいうつ》」は、気の巡りをよくする、気の滞りを解消することを示します。
また「鎮静安神《ちんせいあんしん》」という効果もあり、リラックス、情緒を落ち着かせるともいわれています。
ラベンダーは涼属性なので、身体の熱を冷ます効果があるため、春・夏の陽気に共鳴して、強くなりすぎる熱を冷ますのにおすすめです。

分量目安

ラベンダーの花小さじ1〜2杯
（またはドライラベンダー小さじ1杯程度）を急須に入れて、お湯を注ぎ、蒸らしてからお飲みください。

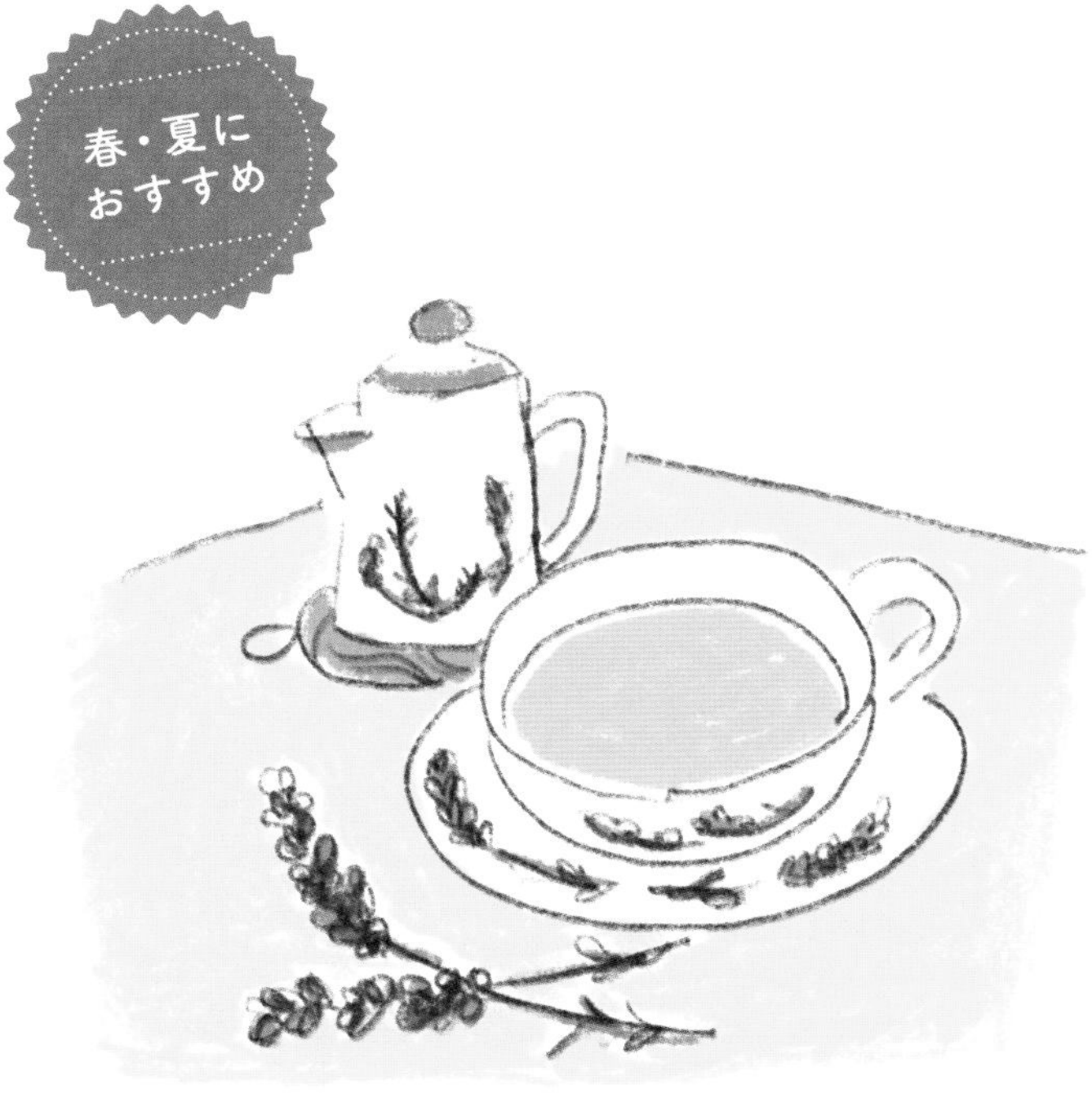


注釈

涼属性で身体を冷やしやすいので、妊娠している人や生理中の人は控えましょう。

## 05

## 悲しい気持ちが続くとき

出会いと別れは必ずあるもの。

そうとわかっていても、家族、友達、恋人、ペットとのお別れは悲しくなりますよね。

愛情が深ければ、悲しみも深くなります。

**悲しむことも大事ですが、過剰になると、憂うつ、拒食症などにつながる可能性があります。**

そんなときは、作り笑顔でもいいので笑ってみましょう。

口角が上がることによって、幸せホルモンが分泌されるといわれています。

そして、次に紹介するお茶を飲んで、悲しみ＝憂を忘れてリセットしましょう。

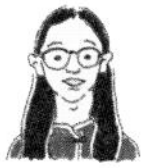

## 悲しみが続いたら、こう考える

東洋医学では、「情緒が激しく動くと気血を消耗させる」と考えます。

そのため、悲しんでいる状態が長く続くと、肺だけではなく、肝と心も痛めてしまい、気血が詰まって、不眠や頭痛などの症状を引き起こしたりします。

**『本草求真』のなかに、「悲しみによって乱れた気血を落ち着かせて、憂を解消する」と書かれているように、忘憂草《ぼうゆうそう》茶（金針《きんしん》茶）は名前の通り、「解憂」効果があると考えられ、憂を忘れ、解消する力があります。**

さらに、心を養い、精神の栄養である気血を補うことができます。

ですので、悲しい気持ちで落ち込んでいるときには、忘憂草茶を飲んでみてください。

# 忘憂草茶（金針茶）

期待できる効果

**心を落ち着かせる／心を養って元気をくれる／心をうるおす**

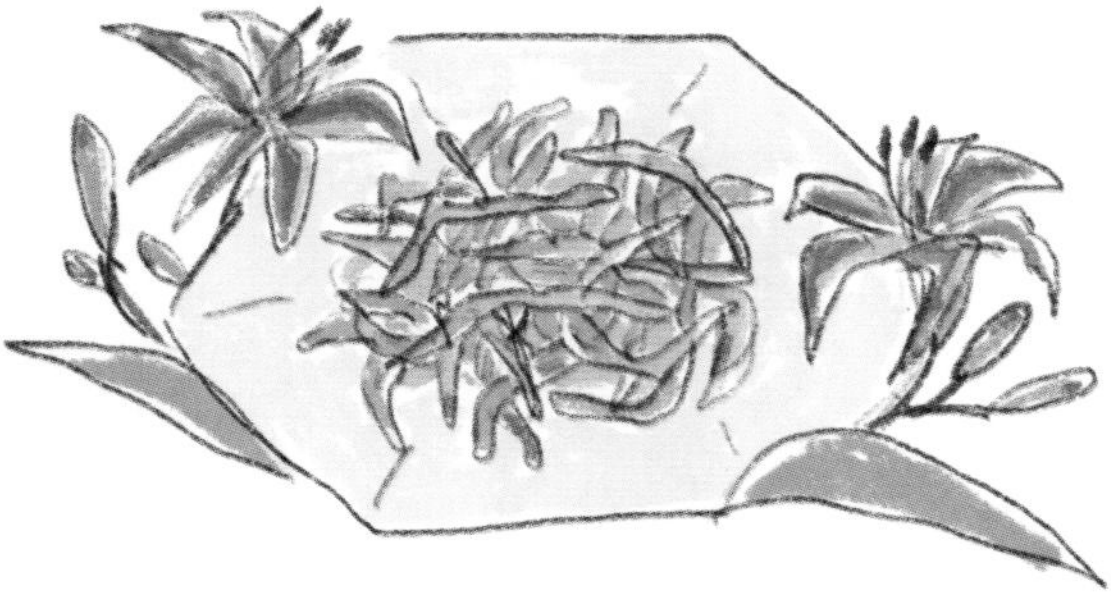

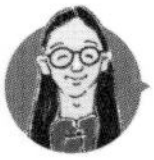

## 忘憂草茶（金針茶）ってどんなお茶？

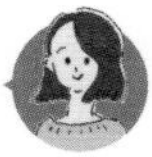

忘憂草茶は、つぼみが黄金色で、針のように細長いことから、金針茶とも呼ばれます。平属性のため、身体を冷やさず、温めず、季節を問わず気軽に飲むことができます。
忘憂草茶（金針茶）には、心を落ち着かせ、精神を安定させる「寧心安神」、栄養や身体のうるおい（特に心のうるおい）を補う「補血」、さらに疲れた心を養い、元気づけてくれるという「養心」という効果があるといわれています。

| 分量目安 | 忘憂草茶（金針茶）の茶葉3～5g（または小さじ1杯程度）を急須に入れて、お湯を注ぎ、蒸らしてからお飲みください。 |
|---|---|

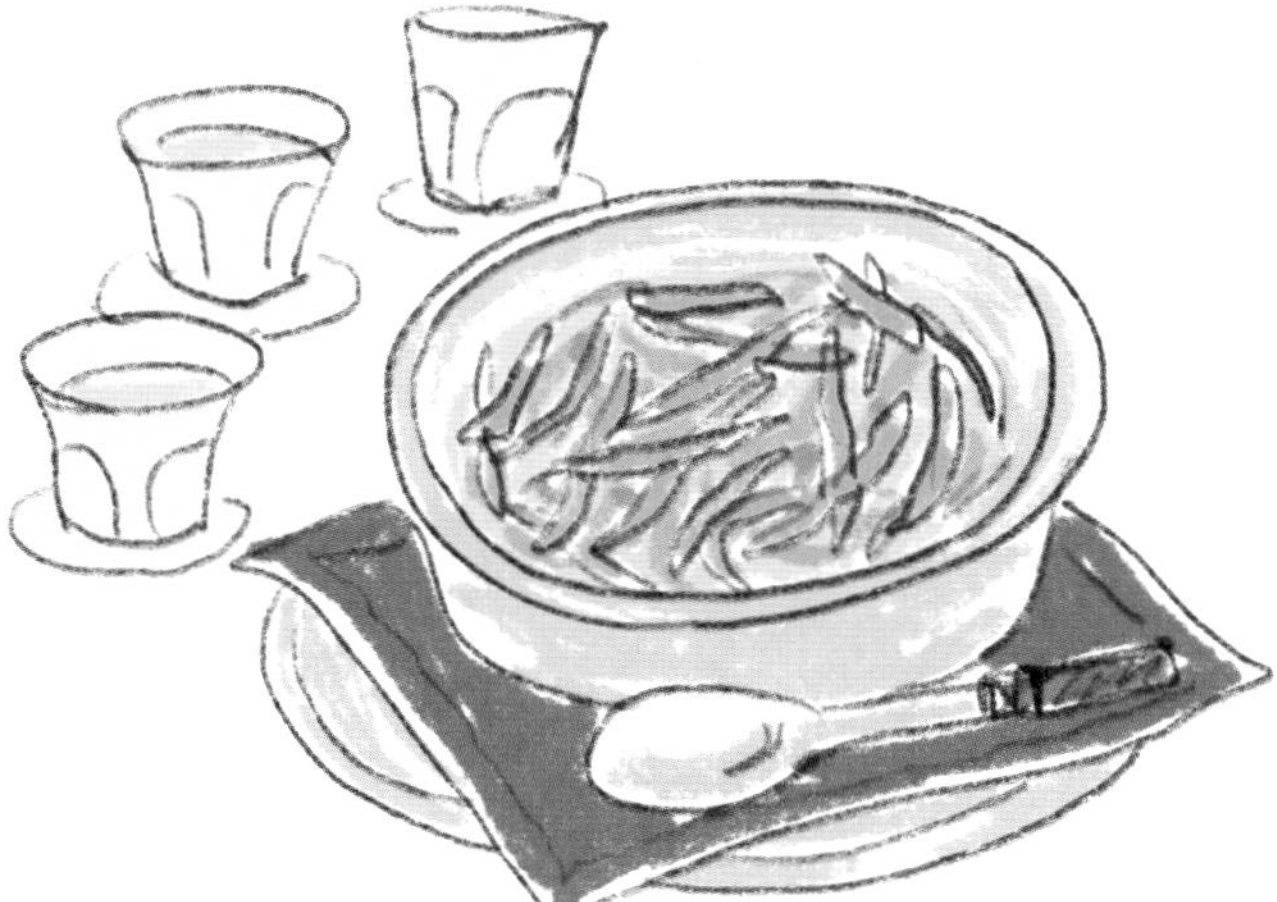

06

## パニック状態になっているとき

不測の事態が起こって、気持ちが動転したまま落ち着かない……。

こんなとき、心拍数が速くなる、胸に圧迫感がある、汗が異常に出る、呼吸困難になる、口のなかに苦い味がする、耳鳴りやめまいがするといった方もいるでしょう。

**これらは、東洋医学では、肝に関係していると考えます。**

プロローグでもお伝えしましたが、この場合の肝とは肝臓ではなく、気血を巡らせ、血を蓄えるはたらきのこと。

もし、このようなパニック状態になったら、肝にはたらきかけるお茶を飲んで、まずは心を落ち着かせましょう。

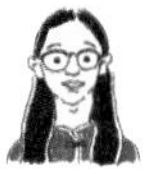

## パニック状態になったら、こう考える

パニックになっている状態は、気血の消耗が激しく、気血がスムーズに流れなくなり、詰まっている状態です。

東洋医学では、これを「肝気鬱結」といいます。

また、「肝陽上亢《かんようじょうこう》」といって、気血が詰まって溜まった気が「火」を起こして、その「火」が心まで燃やし、精神や感情に影響を与えることもあります。

こんなときは、先ほどご紹介したカモミール茶もおすすめですが、菊茶も飲んでみてください。

**カモミール茶より菊茶のほうが熱を冷やす力が強く、より肝の乱れを落ち着かせてくれます。**

# 菊茶

期待できる効果

**身体の熱を冷やす／気持ちを落ち着かせる／すっきりさせる**

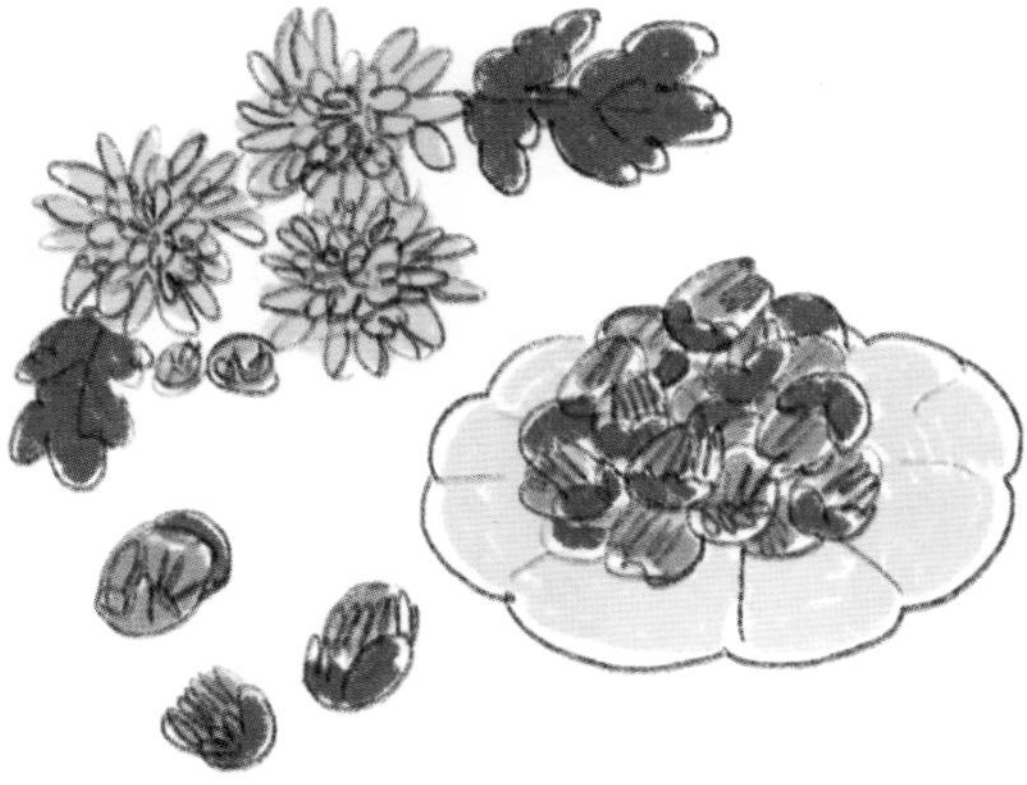

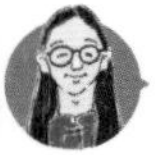

## 菊茶ってどんなお茶？

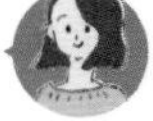

菊茶には身体を冷やして、こもった熱を発散してくれる「清《せい》熱《ねつ》」の効果があるので、春・夏におすすめですが、気持ちが落ち着かないときは季節を問わず飲んでみてください。
肝の火によって心まで熱がこもっている場合が多いので、菊茶がその火を抑えて、気持ちを落ち着かせてくれます。同時に、頭や目をすっきりさせ、イライラを抑える効果もあるといわれています。

分量目安

菊の花5〜10粒程度を急須に入れて、お湯を注ぎ、蒸らしてからお飲みください。

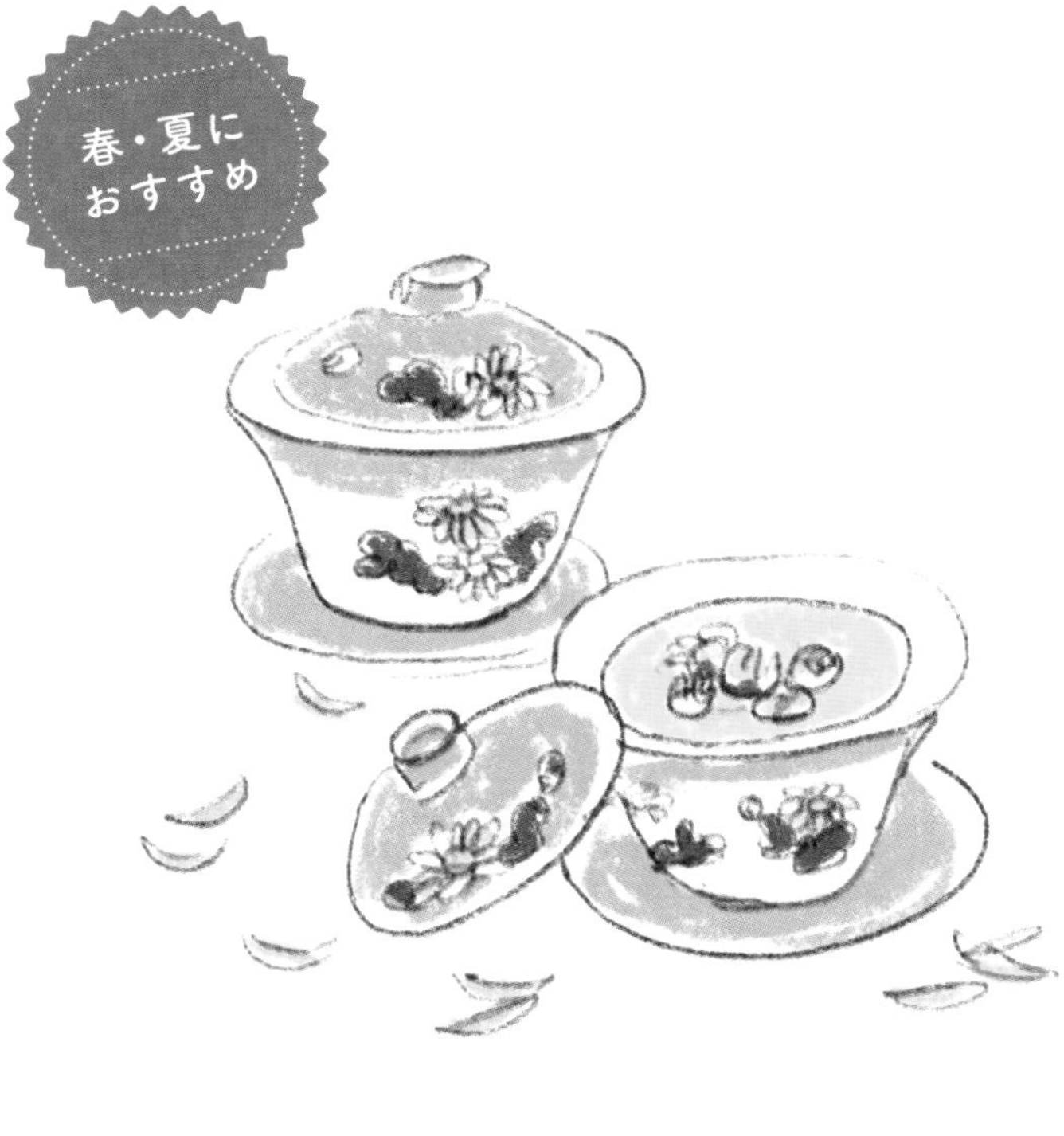


注釈

身体を冷やす力があるので、妊娠している人は、菊茶を飲みすぎないように気を付けてください。

担当医と相談のうえ、飲むようにしてください。

COLUMN

2

# メンタルとお茶ってどんな関係？

東洋医学は「儒教」「道教」「仏教」の思想に深く影響を受けていますが、なかでも特に「お茶」は「心を養う」という共通点があります。

私の出身地の香港で一般的に知られている儒教の教えには、「お茶はうつを発散する」「お茶は心を優雅にする」というものがあります。

道教では、お茶を飲むことによって心の濁った気を浄化し、精神を高めることができると考えています。

また仏教では、お茶は煩悩から解放し、悟るのを助けてくれると考えます。

**本書では、リラックスする効果やイライラを抑える効果などのお茶を紹介していますが、大事なのは、飲むときは心を静かにすること、ちゃんと「お茶」を「楽しむ」ことです。**

第2章

# 「ちょっとした不調」を変えたい！

## 排出を意識して、未病を目指す

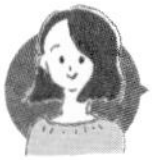

最近なぜか眠れなくて。おすすめのお茶を教えてください！

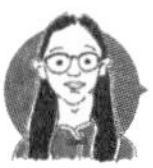

不眠や便秘、肌荒れなど、病気ではないけど、なんだか本調子じゃない……。
東洋医学ではその状態を「未病」と呼んでいます。
第2章では、そんなちょっとした不調を感じたときに飲むお茶を紹介しますね。

## 07／冷えによる便秘になったとき

女性に多い、冷えによる便秘。

特に座ってパソコン作業をする人や、立ち仕事であまり動かない人、お刺身や果物などの冷たいものをよく食べる人は要注意です。

特に秋冬になると、冷えを原因とした便秘が悪化しやすく、胃やおなかが痛む、低体温である、吐き気がする、舌の苔が白っぽくなるという特徴があります。

**ヨーグルトやバナナは腸内環境をよくして便秘を改善するといわれますが、食べても改善しない場合は、胃腸が冷えている可能性があるので、なるべく控えたほうがいいでしょう。**

温かいお茶で、まずは身体を温めるようにしてください。

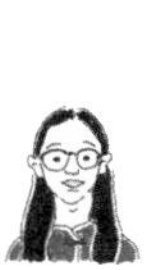

## 冷えによる便秘になったら、こう考える

「便秘だから、野菜をいっぱい食べないといけない」と、生野菜のサラダばかりを食べている人がいますが、これもさらに冷えを加速させてしまうことになるので逆効果。

野菜炒め、蒸し野菜、茹で野菜など、温かい野菜を食べましょう。

**冷えているので温めることをおすすめしますが、冷えが原因で便秘になっている場合は、胃腸が乾燥していることが多いので、ただ温めるだけではなく、うるおいを足すことも必要です。**

身体を温めてくれる生姜のお茶に、腸をうるおしてくれるハチミツを混ぜて飲んでみてください。

冷えによる便秘をやわらげるお茶

# 生姜ハチミツ茶

**期待できる効果**

**おなかを温める／腸をうるおす／冷えによる便秘を改善する**

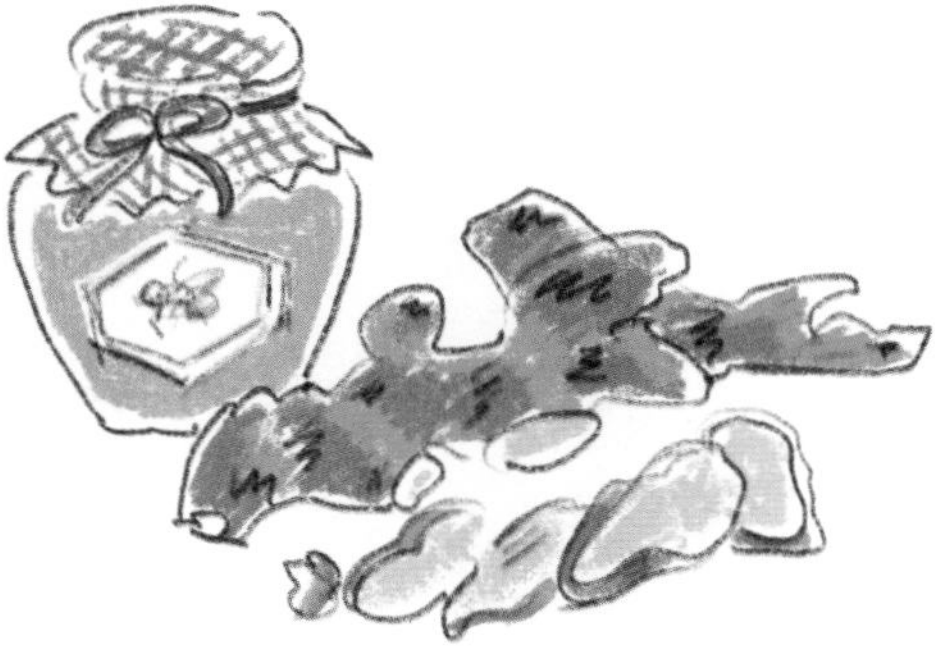

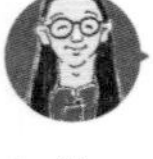

## 生姜ハチミツ茶ってどんなお茶？

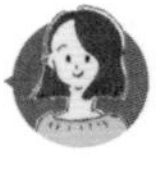

生姜は「温中散寒《おんちゅうさんかん》」といって、身体の中部（おなかのあたり）を温め、寒気を追い払ってくれます。冷えが気になるときは、生姜をとることを意識してみてください。
また、ハチミツには胃腸の気血を補って腸をうるおす作用があり、乾燥を防いでくれます。さらに、便通効果もあります。しかし、生姜は気血を動かす力があるため、気血が「お休みモード」になる夜にとるのは控えましょう。

| 分量目安 | 生姜スライス2～3枚を急須に入れて、お湯を注ぎ、5分～10分ほど煮出して、お湯の温度が下がったらハチミツを小さじ1～2杯程度入れます。市販の生姜湯にハチミツを入れてもOK。 |
|---|---|

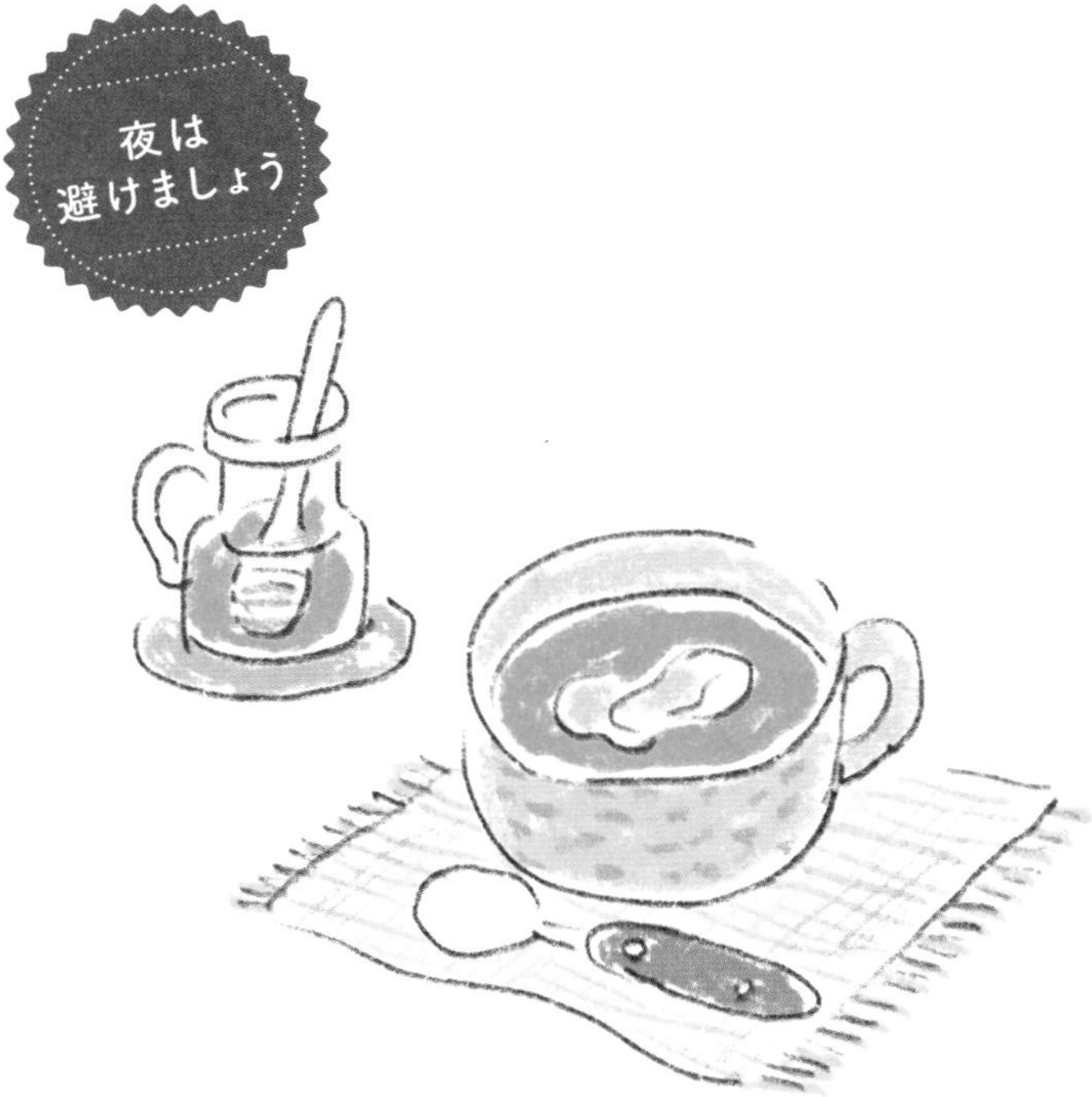


| 注釈 | 生姜は身体を温めるので、手足が熱くなりやすく、ほてり気味な人、微熱が出やすい人は控えましょう。 |
|---|---|

## 08 胃熱による便秘になったとき

胃熱による便秘は男性に多く、特に外食や接待が続く人はなりやすいようです。**冷えが原因ではなく、胃に熱がこもって、身体の水分が不足して便秘になっているというわけです。**

口が乾きやすい、口臭が強い、口のなかに苦い味がする、歯茎が腫れて痛い、便が乾燥していてコロコロしている、大便がにおう、尿が黄色い、食欲が止まらない、痔になりやすい、舌が赤くて苔が黄色いなどといった不調が現れたら、胃熱による便秘かもしれません。

夜遅くまで飲食をして寝る時間が遅くなったり、外食で揚げものや味の濃いものばかり食べる習慣がある人は気をつけましょう。

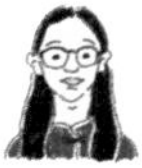

## 胃熱による便秘になったら、こう考える

身体や胃腸に負担をかける習慣が続くと、胃熱になりやすくなります。

こんなときは、まず、暴飲暴食をしていないか、あるいは夜食を多くとっていないか、揚げものや味の濃いものばかり食べていないか、自分自身の生活習慣を振り返ってみましょう。

**そして、胃の熱を冷ますお茶を飲んでみてください。**

東洋医学の薬学書である『本草綱目』には、「スイカズラには熱を冷ます力がある」と書かれています。

野菜や果物を食べる習慣がなく、胃に熱がこもって便秘になっている方は、熱を冷ます力があるスイカズラ茶で、胃の「過剰な熱」を冷やしましょう。

胃熱による便秘をやわらげるお茶

# スイカズラ茶

**期待できる効果**

**熱を冷ます／デトックスする／炎症を抑える**

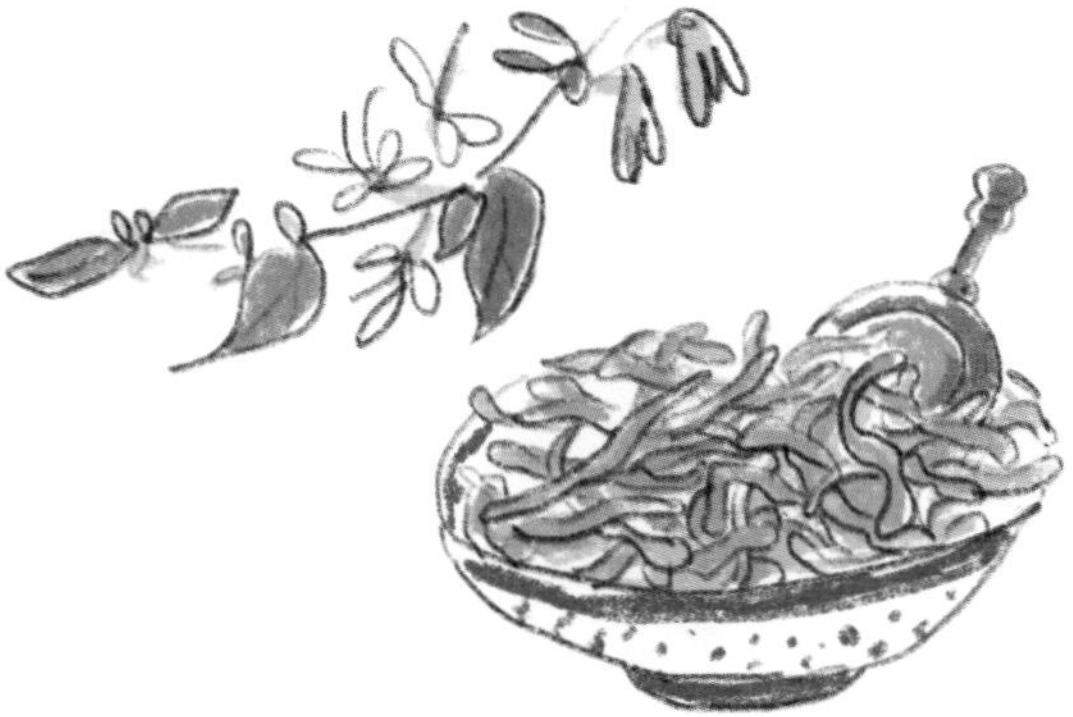

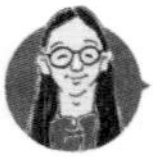

## スイカズラ茶ってどんなお茶？

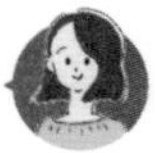

スイカズラとは、その花の色から金銀花《きんぎんか》とも記されます。
スイカズラには熱を冷やす力があるため、冷えやすい秋・冬にはあまりおすすめしません。
胃熱による便秘になっているときは、熱を冷ますために、このお茶を飲むといいでしょう。
そのほか、「清熱解毒《せいねつげどく》」＝デトックスや炎症を抑える効果もあるとされています。

分量目安

天日干ししたスイカズラのつぼみや葉3～5g（または小さじ1杯程度）を急須に入れて、お湯を注ぎ、蒸らしてからお飲みください。

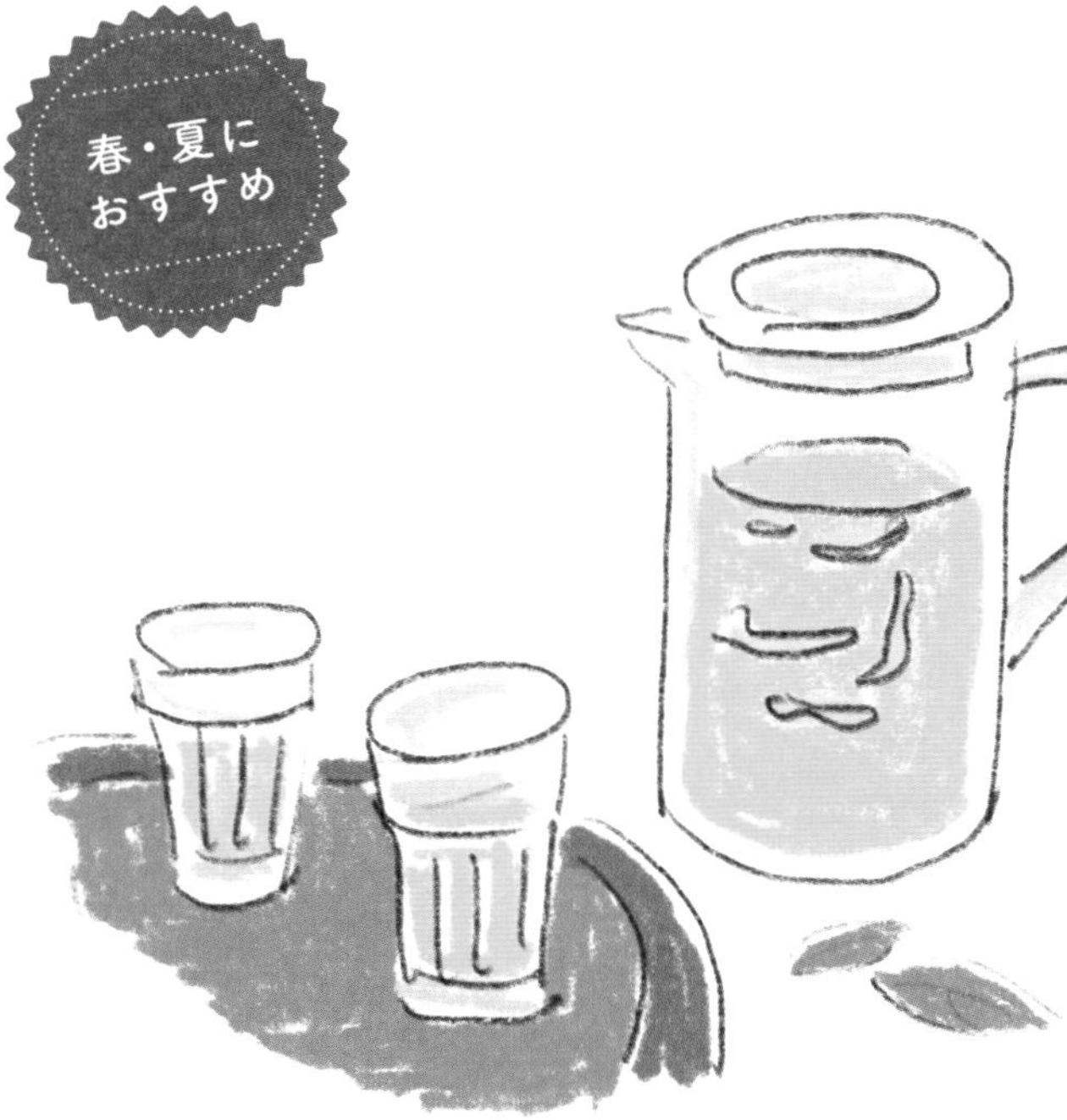


注釈

毎日飲むと身体が冷えるので、3～4日ほど飲んで様子を見ましょう。冷え性の人、下痢気味の人、妊娠中の人、生理中の人は、なるべく控え、飲みすぎないようにしてください。

# 09

## 虚弱による便秘になったとき

出産後や手術後、病み上がり、長期的に過労しているとき、このタイプの便秘になりやすいとされています。

特に女性は出産するときに気血を大量に消耗するので、消耗した気血を補わずに放置してしまうと、気血両虚《きけつりょうきょ》＝虚弱となり、便秘につながります。

**このタイプの便秘は、つまり、エネルギー不足が原因です。**

大便を押し出すエネルギーがなく、うるおいも足りないので、大便が乾燥したり軟便になったりと、お通じが不安定になります。

便秘以外にも、顔に血色がなくて白い、めまいや立ちくらみがするなどと元気がない場合は、虚弱による便秘の可能性があります。

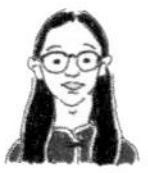

## 虚弱による便秘になったら、こう考える

東洋医学では、気はエネルギーを指し、また血は栄養やうるおいを指しています。

**出産、手術、病気、過労などによって気血が足りないというときは、気と血をどちらも補ってくれるナツメ茶を飲みましょう。**

また、東洋医学では、「毎日ナツメを３つ食べると、ずっと若くいられる」という意味を持つ言葉があり、美肌、抜け毛予防、精神の安定に役立てています。

さらに、漢方として処方されたり、中華料理や薬膳料理に食材として使われています。

ナツメは、薬にもなる万能食材なのです。

虚弱による便秘をやわらげるお茶

# ナツメ茶

**期待できる効果**

**身体を温める／胃腸を養う／気血を補う**

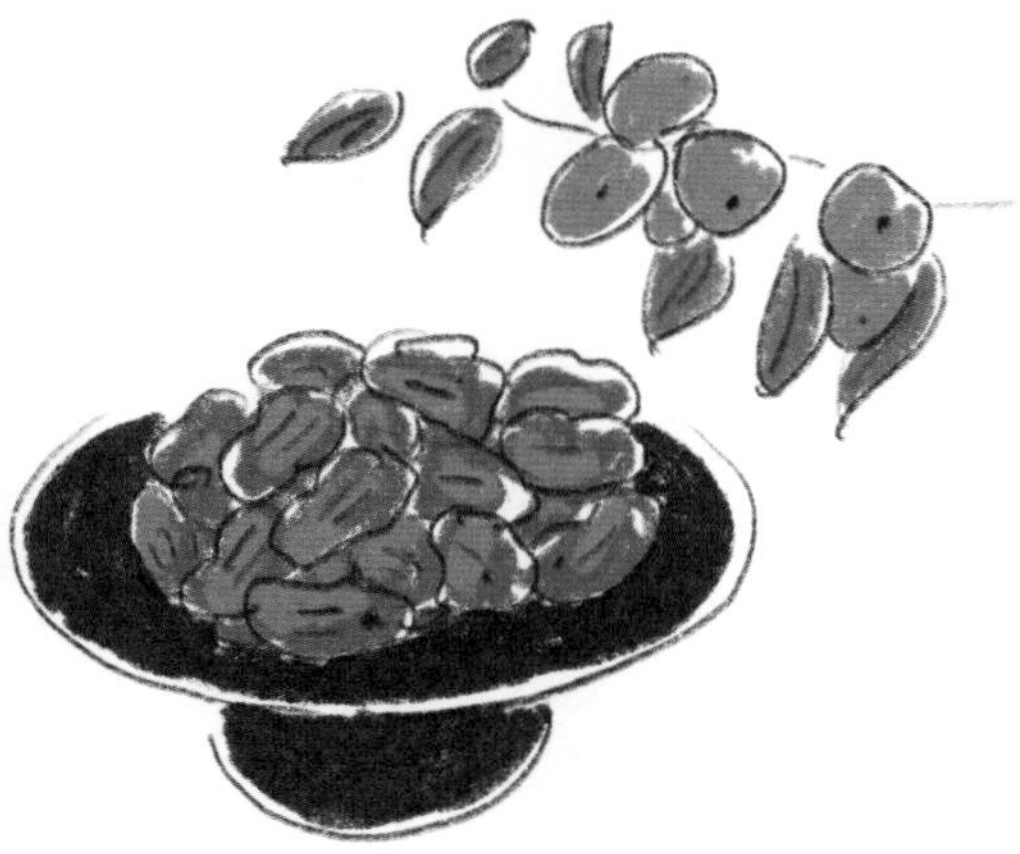

## ナツメ茶ってどんなお茶？

ナツメは温属性で、身体を温めてくれます。

また、気血を補い、うるおいを与えてくれ、貧血や美容に効果があるといわれています。楊貴妃が好んで食べたという説もあります。

東洋医学では、ナツメに含まれる甘味は、胃腸を養う効果があるとされ、気血をつくる胃腸を養いながら、同時に補うこともできるので、一石二鳥です。

| 分量目安 | ナツメのスライス4〜6枚（または実を2個）を急須に入れて、お湯を注ぎ、蒸らしてからお飲みください。ナツメの実をスプーンなどで少し潰して、お茶とともにいただいてもいいでしょう。 |
| --- | --- |

| 注釈 | 口臭が強い、おならがにおうなど、胃熱タイプの便秘の人は、飲まないほうがいいでしょう。 |
| --- | --- |

## 10 だるさが続くとき

何もしていないのに疲れている。少し動いただけでしんどい。

ストレス社会で精神的に疲れている人が多い昨今、精神の疲れは気血を消耗し、身体にも影響を与えます。

**冷たいものや揚げもの、味が濃いものをよく食べる人、飲み会や接待が多い人、不規則な食生活を送っている人、残業が多くて睡眠不足である人、しっかり休めない人はこのタイプになりやすいです。**

最近は、性行為や自慰行為を頻繁におこない、性欲を満たすことでストレスを発散している人が増えていますが、頻繁であれば気血を過剰に消耗するため、疲れやすくなります。

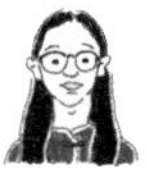

## だるさが続いたら、こう考える

東洋医学では、身体を「気・血・水」の3つの構成要素で考えており、この3つの構成要素のバランスが崩れると、さまざまなトラブルに発展するとされ、「疲れやすい」という状態は「気虚《ききょ》」「陽虚《ようきょ》」と示しています。

「気」はエネルギー、「陽気」は温めるエネルギーのことですから、「気虚」「陽虚」は簡単にいうと、エネルギー不足の状態。

**食べもの、飲みものから脾（胃腸）が気を作るので、疲れやすい人の多くは胃腸が弱い傾向があります。**

もし、「疲れやすいな」と感じたら、気血を補給してくれる高麗人参茶を試してみましょう。

# 高麗人参茶

期待できる効果

気を補う／精神を安定させる／身体をうるおす

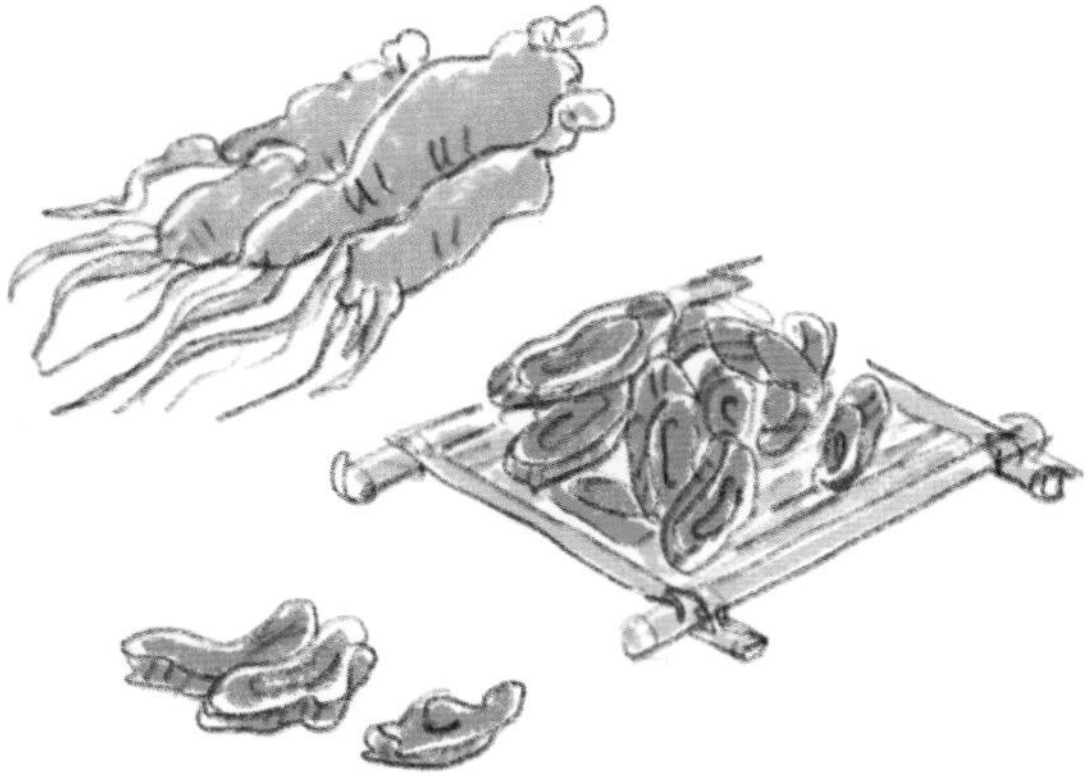

## 高麗人参茶ってどんなお茶？

東洋医学では、高麗人参は微温属性といって、身体を少し温めてくれます。また、高麗人参は「大補元気《だいほげんき》」＝気を大きく補う効果があるといわれています。

さらに「安神」＝精神を安定させ、身体をうるおす効果も期待できるといわれています。疲れやすく胃腸が弱い人、軟便気味の人、下痢気味の人におすすめです。少しクセがあるので、好き嫌いがわかれるかもしれません。

| 分量目安 | 高麗人参茶の顆粒3～5g（またはスライスを5～8枚）を急須に入れて、お湯を注ぎ、蒸らしてからお飲みください。 |
|---|---|

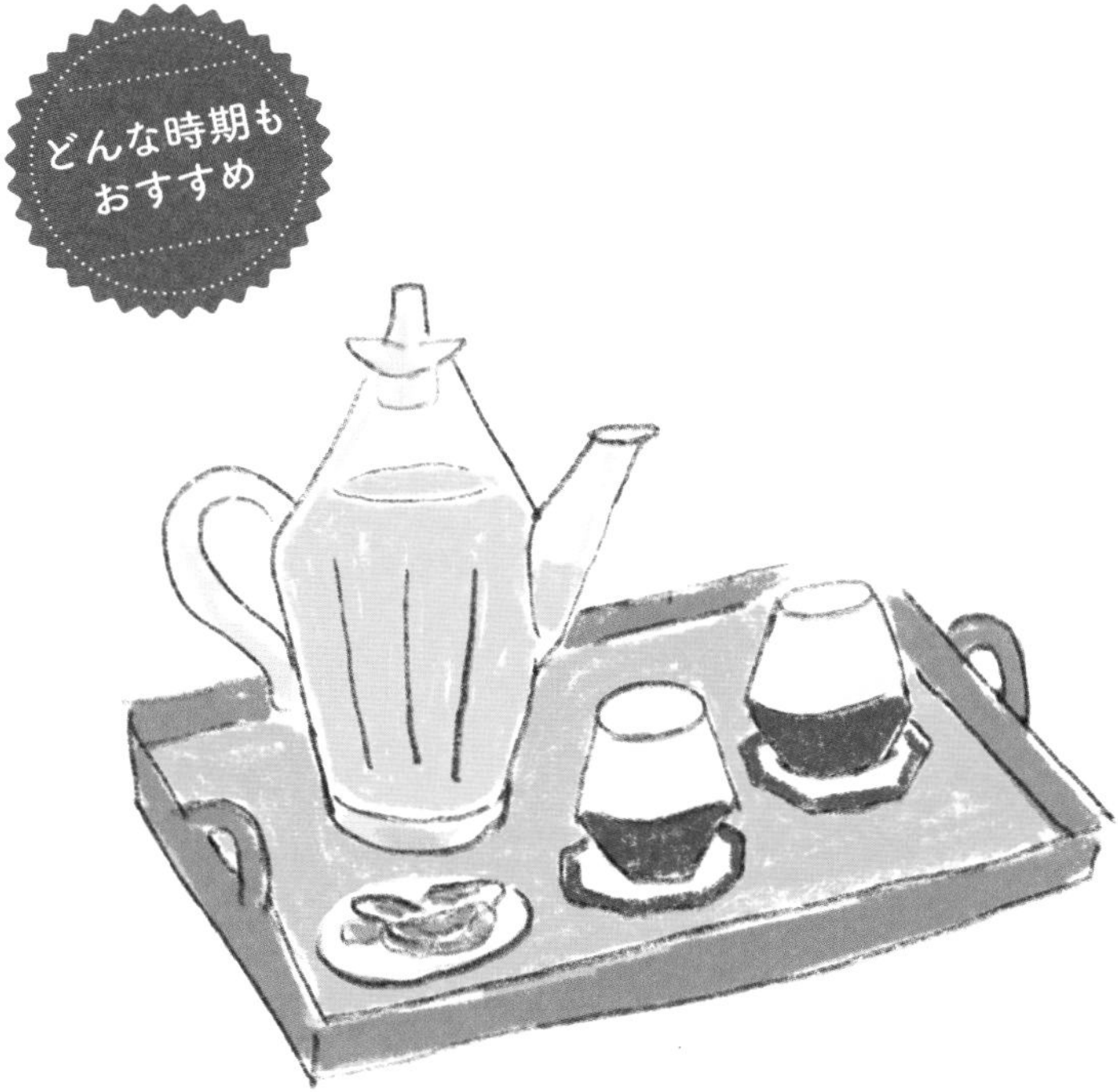

# 11／イライラして眠れないとき

仕事、家事、育児などでイライラして怒りがおさまらず、ストレスが溜まって不眠になってしまう。

その原因には、長期的にストレスを抱えているのに発散できていない、失恋のように大きなショックを受けた、普段から怒りやすい、睡眠時間が不安定であるといったことが考えられます。

**もし、動悸がする、手足が熱い、口内炎ができた、頬が赤い、怒りやすい、口が乾きやすい、口臭が強い、頭痛がする、目が充血している、舌の先端に赤い点々がある、舌の先端が痛いなどの症状に当てはまるようなら、ストレスが原因できちんと眠れていないのかもしれません。**

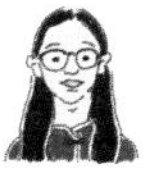

## イライラして眠れなくなったら、こう考える

このタイプの人を、東洋医学では「心肝《しんかん》火旺《かおう》」といいます。

心と肝が燃えているので、気持ちが落ち着かなくて眠れないのです。

なぜ心と肝が燃えているのかというと、長期間的に「肝気鬱結」を放置しているから。

詰まった気が火に変化して、肝を燃やして、その火が心まで達しています。

**したがって、体内の火が燃えているので、火を消してくれるイチゴのドライフルーツティーがおすすめです。**

特に女性は、「心肝火旺」が続くと情緒の波が激しくなり、生理の周期が乱れ、経血の量が少なくなる、または一時的に生理が止まる可能性があります。

# イチゴのドライフルーツティー

期待できる効果

**身体を冷やす／うるおいを補う／胃腸のはたらきを補佐する**

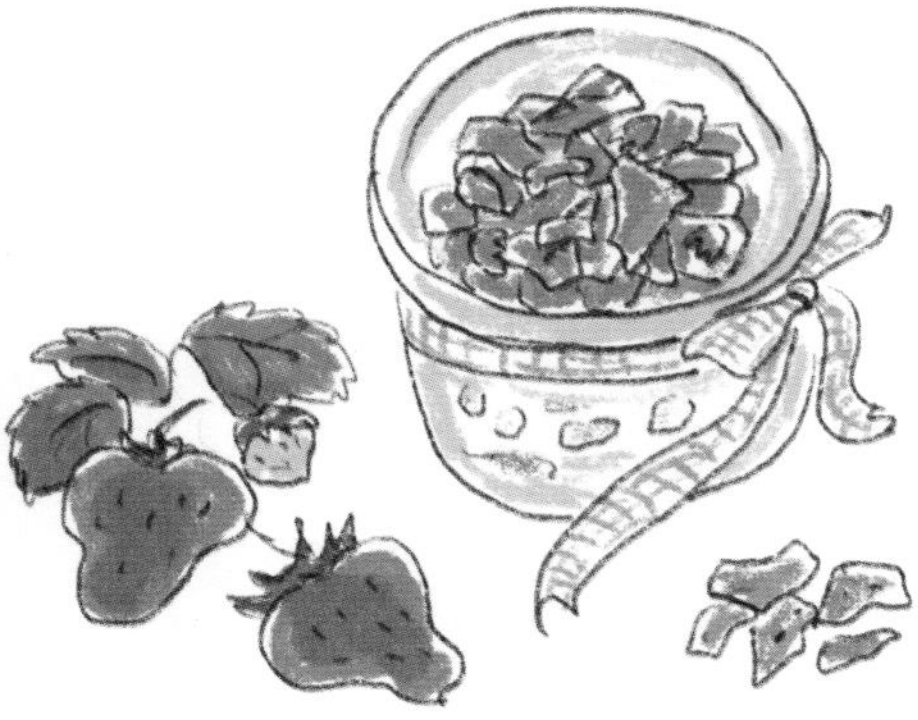

## イチゴのドライフルーツティーってどんなお茶？

イチゴのドライフルーツは、涼属性と清熱消火の効果で心と肝の火を鎮めてくれます。また、「滋陰養血《じいんようけつ》」＝身体を冷やす力を養って、うるおいを補うという性質も持っています。

イライラして眠れないときは、イチゴのドライフルーツで体内の火を消しましょう。

イチゴは胃腸の分泌をうながして、胃腸に少し刺激を与えてしまうので、朝や空腹時は避けてください。

| 分量目安 | ドライフルーツのスライス5~8枚を急須に入れて、お湯を注ぎ、蒸らしてからお飲みください。スライスをスプーンなどでつぶしていただいてもいいでしょう。 |
| --- | --- |

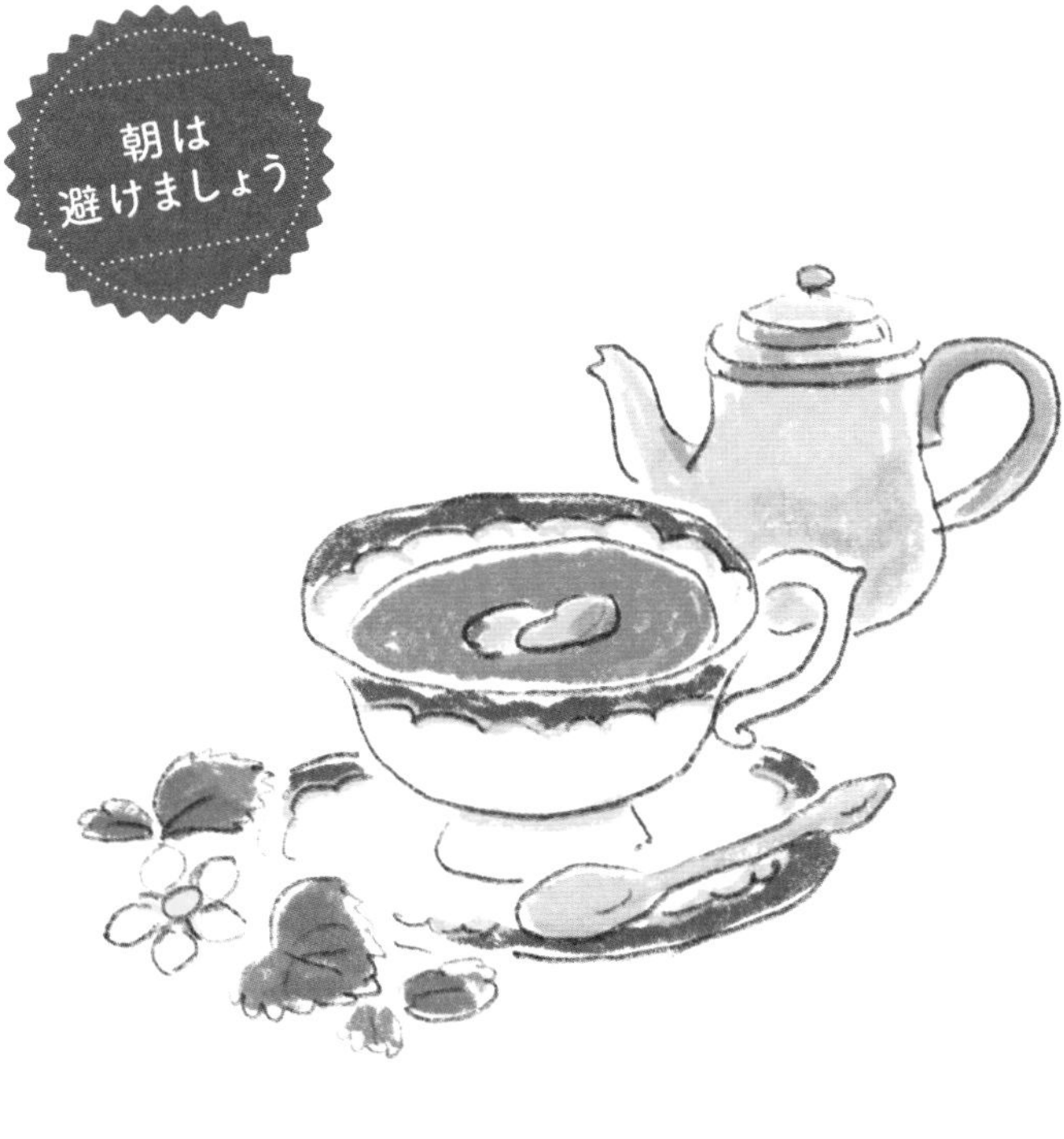

# 12 ／ 不安で眠れないとき

日々の生活で悩んでいる、人間関係で悩んでいる、長期間憂うつが続いている、持病または病気が長引いているといったことで、どうにかしようと考えれば考えるほど、眠れなくなる……。

**2020年以降は、新型コロナウイルス感染症の影響で、不安で眠れないという人が急増しているようです。**

心がモヤモヤする、めまいや耳鳴りがする、物忘れが多い、夢をよく見る、足腰がだるい、寝ているときに暑くて起きる、舌が赤っぽいなどの不調も考えられるでしょう。

ここでは、そんなときにおすすめのお茶を紹介しています。

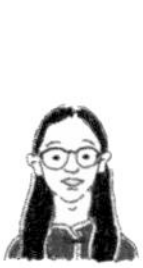

## 不安で眠れなくなったら、こう考える

東洋医学では、心は陽、腎は陰と考え、陰陽の循環がうまくいかなくなって不眠を引き起こすことを「心腎不交《しんじんふこう》」といいます。

そんな陰陽の循環を改善するために必要なのは、蓮の実とナツメのお茶。

**蓮の実で心と腎を補佐し、ナツメ茶で足りない気血を補うといいでしょう。**

あれこれと考えすぎて、寝つけなくて起きてしまうとき、あるいはまったく眠れないときこそ、無理矢理寝ようとするのではなく、1杯のお茶を飲んでみてください。

きっと、不安のスパイラルから抜け出すことができ、心からほっとして、眠りやすくなるでしょう。

不安による不眠をやわらげるお茶

# 蓮の実+ナツメ茶

**期待できる効果**

**不安を落ち着かせる／不眠を改善する／胃腸を養う**

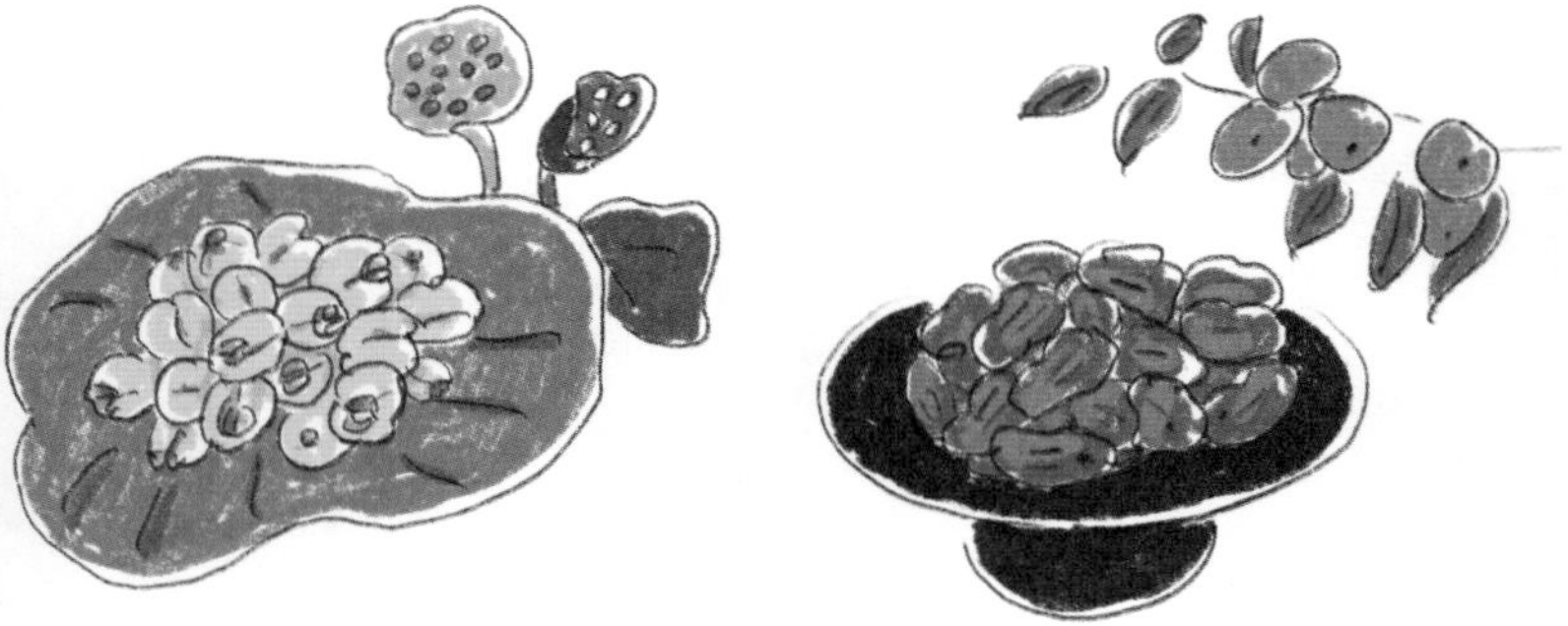

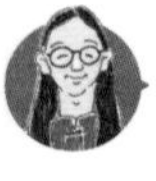

## 蓮の実＋ナツメ茶って どんなお茶？

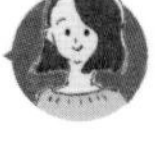

蓮の実は、香港ではスイーツとして取り入れられ、食用としても用いられています。
そして、蓮の実は、身体を冷やさず、温めない平属性の性質があります。ナツメの温属性と組み合わせると温める力が強くなりすぎず、心と腎のはたらきを補佐し、不安感を落ち着かせてくれます。

| 分量目安 | 蓮の実とナツメ5～10gずつ（またはナツメを2～4粒／スライスなら6～8枚、蓮の実を8～14粒）を急須に入れて、お湯を注ぎ、蒸らしてからお飲みください。 |
| --- | --- |

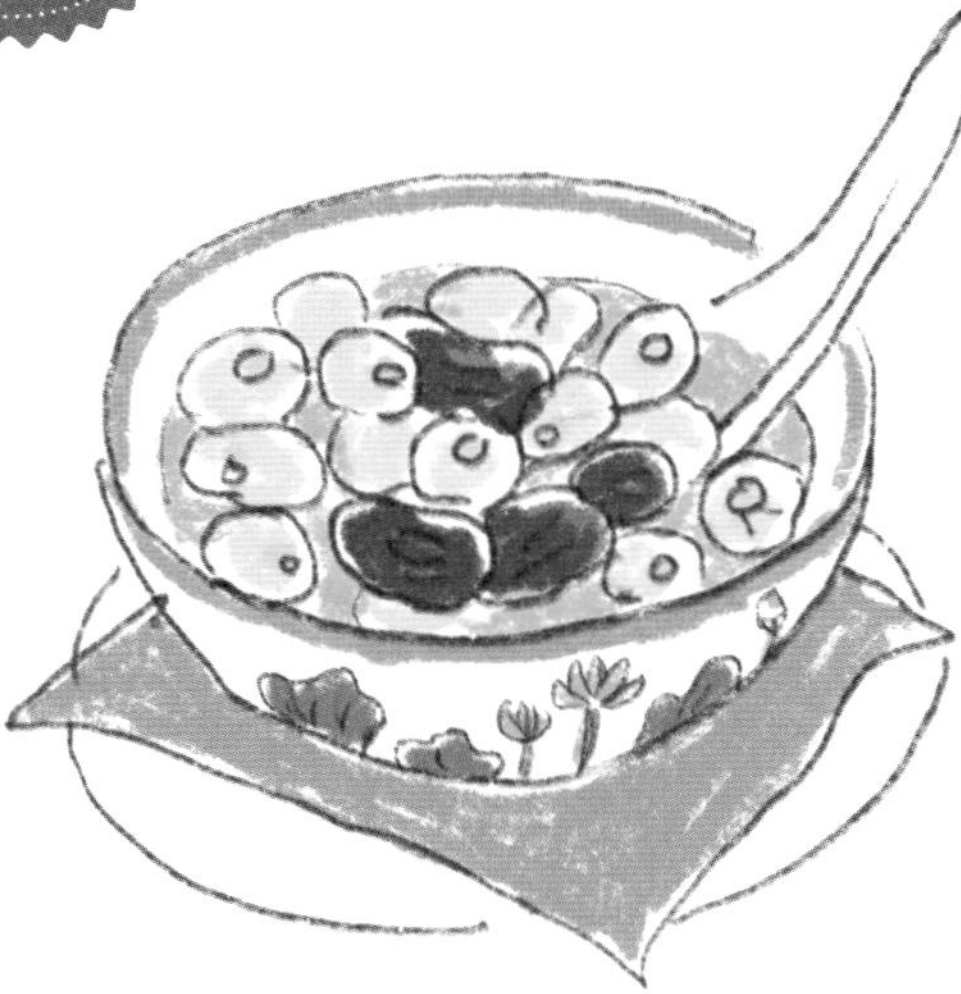

13

## おでこに吹き出物ができたとき

おでこの吹き出物は10代～20代前半に、思春期や反抗期でイライラしたり、夜更かしをしたりするとできやすいでしょう。

**東洋医学では、吹き出物は「熱タイプ」と「寒タイプ」の2つにわけて考えます。**熱タイプの吹き出物は、赤くて膿が溜まる、パンパンに腫れる、痛みがある、おでこや鼻、背中にできやすいのが特徴。

一方、寒タイプの吹き出物は、赤紫っぽい、膿がない、熱タイプほど腫れない、頬、あごあたりにできやすいのが特徴です。

次に詳しく解説しますが、吹き出物は、できる箇所によって、原因や対処法が異なります。

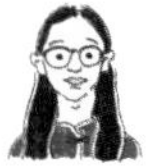

## おでこに吹き出物ができたら、こう考える

おでこ、眉間、目の横あたりに吹き出物ができやすい人は、「心《しん》火《か》旺《おう》盛《せい》」といって、「心の火」が原因です。

「心火旺盛」とは、ストレスが溜まっている、よく夜更かしをする、思い悩みすぎる、水分補給が足りないなどといったことが原因として考えられます。

そのため、身体に見られる不調として、口のなかが乾きやすい、目が乾燥しやすい、口内炎ができやすい、睡眠障害、大便が乾燥していてコロコロしているなどといった特徴があります。

**心に火が燃えている状態なので、心の火を消してくれる蓮の芯（蓮の実の芯）のお茶を飲むといいでしょう。**

# 蓮の芯茶

期待できる効果

**心の火を鎮める／情緒を落ち着かせる／熱による炎症を抑える**

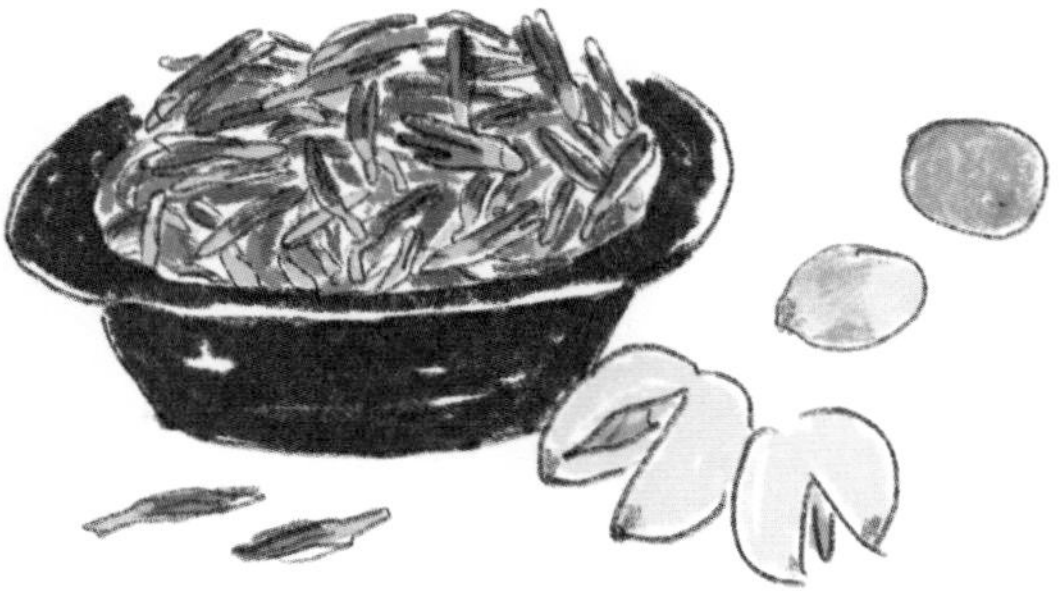

## 蓮の芯茶ってどんなお茶？

蓮の芯は、不眠に効果があるといわれている一方、「清心《せいしん》」「安心寧神《あんしんねいしん》」といって、おでこの吹き出物の原因である「心の火」を鎮め、情緒を落ち着かせてくれます。熱による炎症も抑えてくれるでしょう。

また、蓮の芯は、陽気のはたらきを邪魔してしまう可能性があるので、陽気が活発になりはじめる朝に飲むのは避けましょう。

分量目安

蓮の芯の茶葉1～3g(または小さじ1杯)を急須に入れて、お湯を注ぎ、蒸らしてからお飲みください。

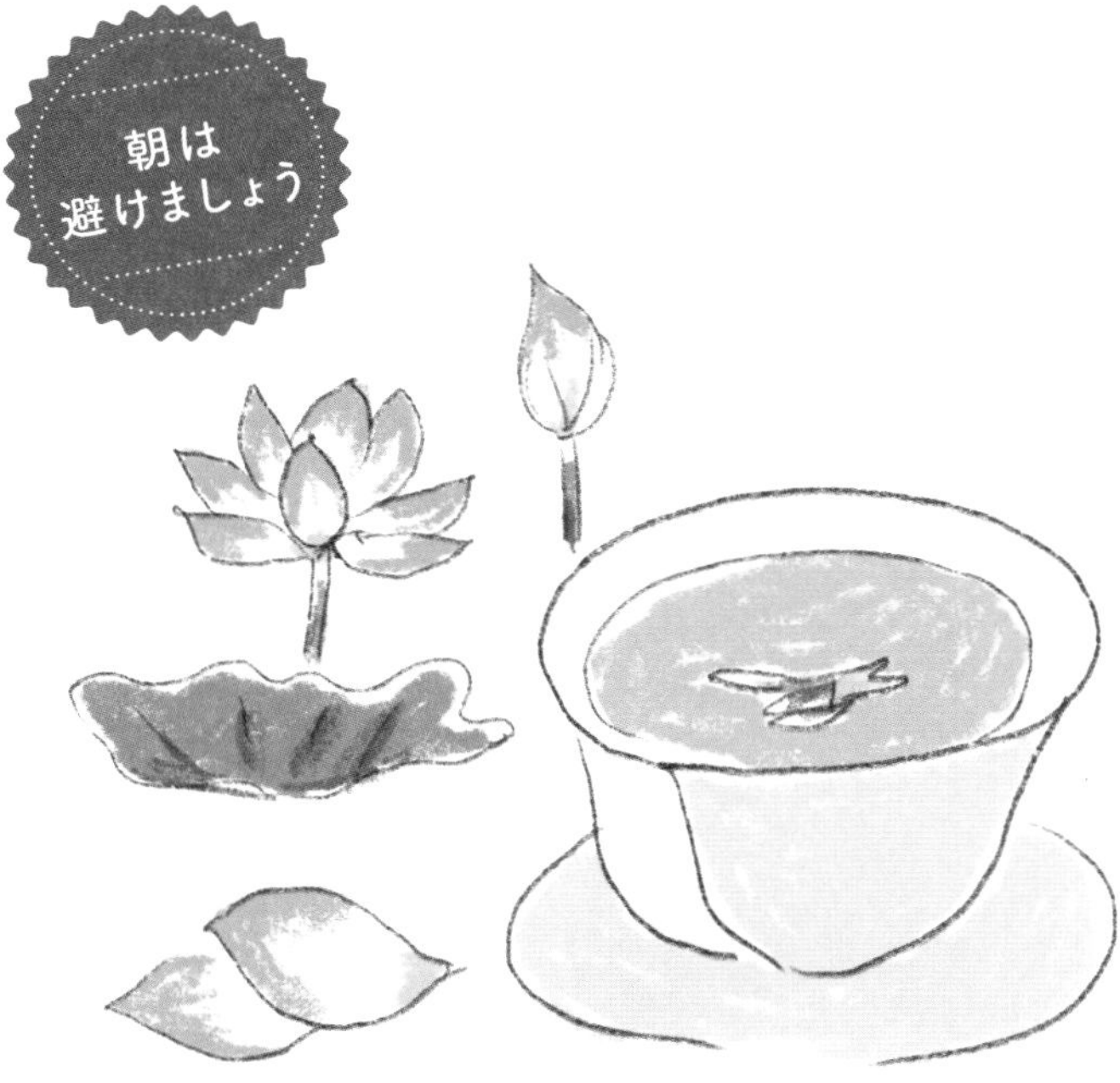


注釈

冷え性の人、下痢気味の人、妊娠中の人、生理中の人は、なるべく控え、飲みすぎないようにしてください。

# 14

## 頬に吹き出物ができたとき

頬に吹き出物ができやすい要因には、タバコをよく吸う、長期間暖かくて乾燥している環境にいる、または暖房の効きすぎた環境にいる、揚げものや脂っぽいものをよく食べているなどが原因として考えられます。

吹き出物ができたときは、無理矢理つぶしたり、触ったりせずに、体内から改善していきましょう。

**東洋医学の古典『黄帝内経』では、同じ頬でも、吹き出物ができる位置によって、原因が異なると書かれています。**

左頬に吹き出物が集中する場合は、血行不良やデトックスができていないことが原因であり、右頬の場合は、「肺熱」が原因だと考えています。

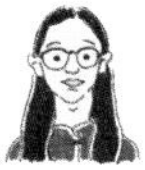

## 頬に吹き出物ができたら、こう考える

東洋医学では、午前1～3時は、肝の経絡が活発にはたらいて、デトックスする時間帯と考えています。

この時間帯に睡眠を取っていないと、蔵血効果がある肝が血を入れ替えることができず、毒素が溜まってしまいます。

**ですので、早めに寝るようにしてください。**

また、右頬にできる吹き出物は、「肺熱」といって、からいもの、揚げもの、香辛料をとりすぎたためだと考えます。

したがって、右頬に吹き出物ができたら、まず食事を見直しましょう。

喉が乾燥したり、便秘気味になったり、咳が頻繁に出るときには、羅漢果《らかんか》茶を飲むと、肺熱による症状を緩和してくれるでしょう。

# 羅漢果茶

**期待できる効果**

**肺の熱を冷ます／咳を止める／乾燥による便秘を改善する**

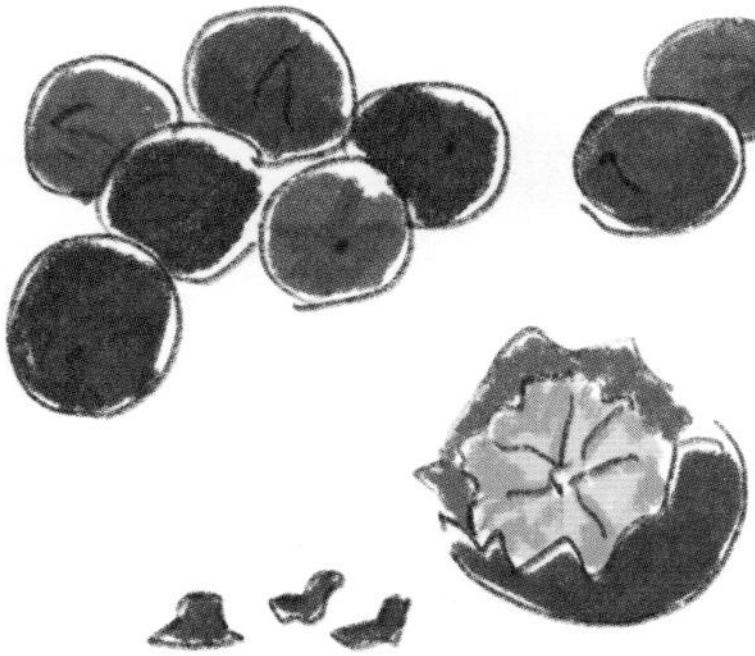

## 羅漢果茶ってどんなお茶？

羅漢果は甘みが強いのが特徴で、万病に効く「神仙果《しんせんか》」として漢方薬の材料に使われてきました。

右の頬にできる吹き出物は「肺熱」によるものなので、熱を冷ます効果のある羅漢果で肺熱を冷やして、うるおいを補いましょう。

また、空咳の緩和も期待できます。

季節を問わず、おすすめのお茶です。

分量目安

羅漢果の実1～3g（または羅漢果の顆粒を小さじ2～3杯程度）を急須に入れて、お湯を注ぎ、蒸らしてからお飲みください。

どんな時期もおすすめ

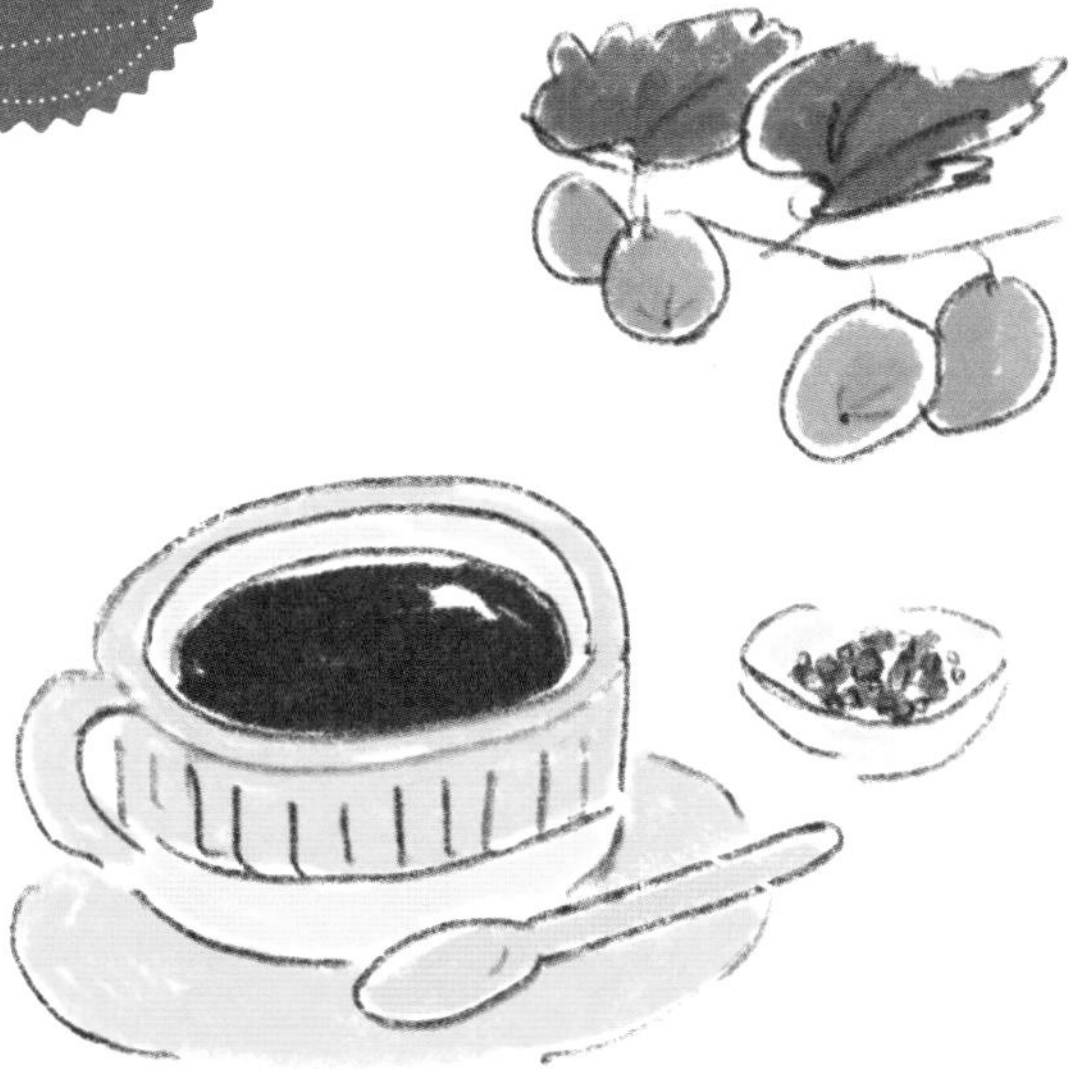

# 15 ／ 口周りに吹き出物ができたとき

口周りとは、鼻の下、口角、下唇のすぐ下あたりを指します。

同時に歯茎が腫れやすい、食欲が止まらない、下痢気味、大便が出てもすっきりしない、大便後に肛門が熱く感じる、大便がとてもにおう、尿が黄色い、腹痛、身体がだるいなどの症状もあるでしょう。

原因としては、からいものや揚げもの、味が濃いもの、甘いもの、乳製品などの食べすぎや、またタバコやお酒の過剰摂取、睡眠不足、暴飲暴食などといったことが考えられます。


**口周りに吹き出物ができたときは、食事を見直すとともに、次のページで紹介するお茶を飲むことで改善が期待できます。**

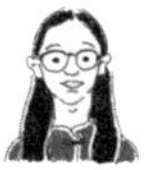

## 口周りに吹き出物ができたら、こう考える

このタイプの人は口周りだけではなく、鼻にも同じように吹き出物ができる傾向があります。

「湿熱」といって、胃腸のなかに粘り気のある湿気が溜まっています。

運動して汗をかくと多少緩和できますが、このタイプの人は運動不足であることが多いので、湿気が溜まり、熱がこもった状態になっていることが原因です。

**胃腸の「熱」が強く、湿（汚い水溜り）が溜まっているので、熱を抑えつつ、除湿ができるお茶、つまりタンポポ茶がおすすめです。**

吹き出物は、このように根本的な原因から対処することが大切です。

66ページのスイカズラ茶を飲んでもいいでしょう。

口周りの吹き出物をやわらげるお茶

# タンポポ茶

**期待できる効果**

**身体を冷やす／デトックスさせる／炎症を抑える**

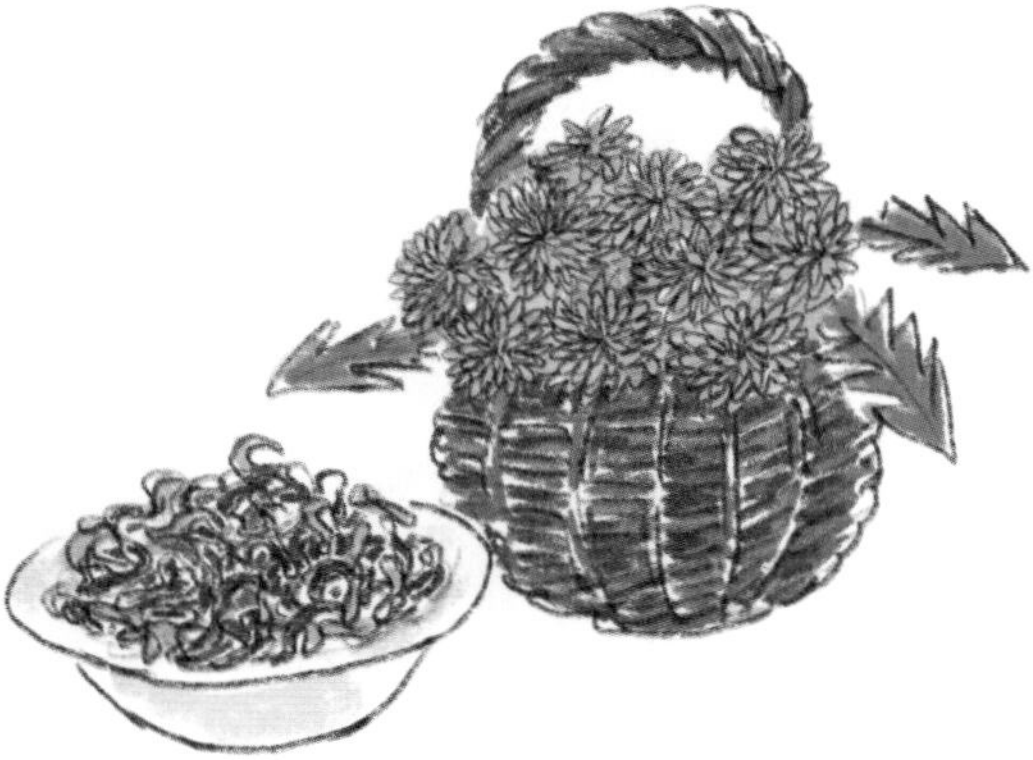

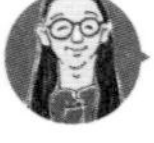

## タンポポ茶ってどんなお茶？

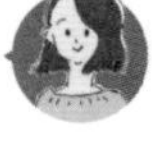

タンポポ茶はタンポポの根や葉を煎じて淹れたもので、タンポポコーヒーとも呼ばれます。

美肌効果や、胃腸に溜まった熱と湿を解消して身体を冷やす効果があるため、熱がこもりやすい春・夏におすすめです。

また、毒素を排出する効果や抗炎症作用もあるといわれているので、季節に限らず、吹き出物の炎症を抑えてくれることも期待できるでしょう。

| 分量目安 | タンポポ茶1～3g（または小さじ1杯程度、ティーバッグ1包）を急須に入れて、お湯を注ぎ、蒸らしてからお飲みください。 |
| --- | --- |

春・夏におすすめ

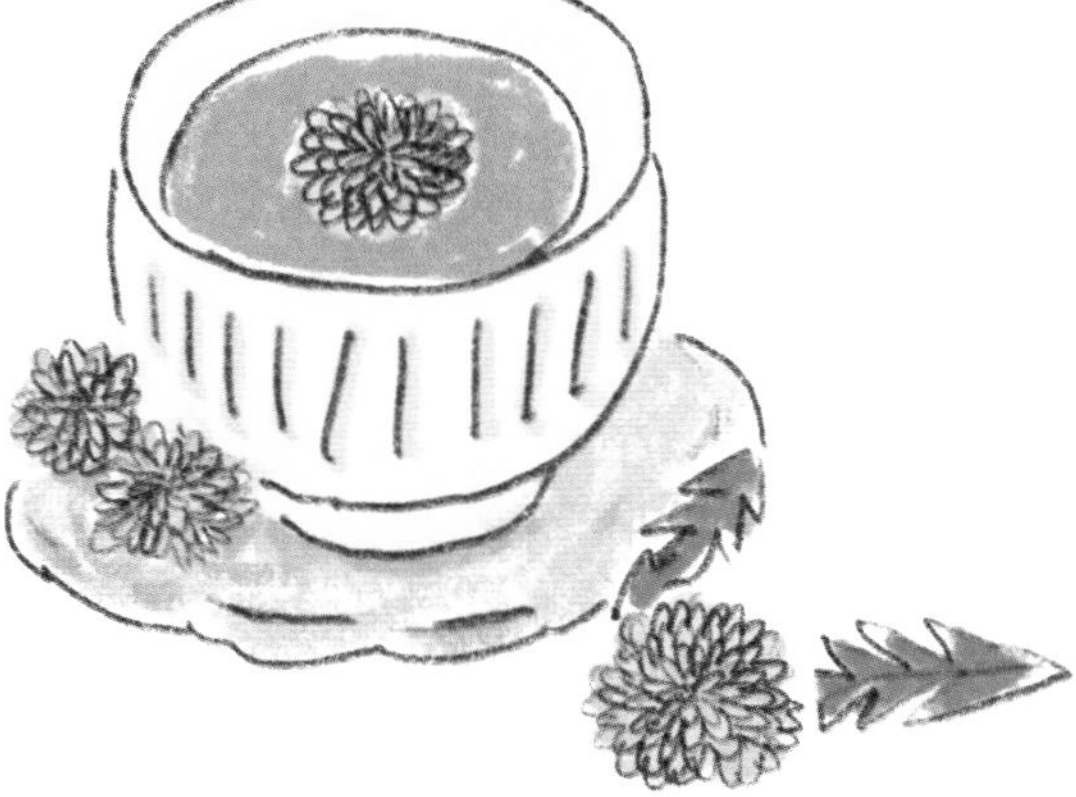

| 注釈 | 冷え性の人、下痢気味の人、妊娠中の人、生理中の人は、なるべく控え、飲みすぎないようにしてください。 |
| --- | --- |

## 16 あごに吹き出物ができたとき

あごにできる吹き出物で悩んでいる人は多いかもしれません。

特に女性は、生理前にあごに吹き出物ができる傾向があり、同時に、疲れやすい、耳鳴りがする、足腰がだるい、食欲がない、元気が出ない、トイレに行く回数が増える、軟便気味、月経の不調などといった症状もあるでしょう。

原因としては、冷たいものをとりすぎている、過労、夜更かししている、頻繁に性行為や自慰行為をしている、無理なダイエットをしている、思い悩む状態や憂うつな状態が長く続いているなどが考えられます。

**東洋医学では、この吹き出物を、腎が弱っていると捉えます。**

次のページで、腎を労るお茶を紹介しますので参考にしてみてください。

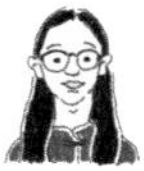

## あごに吹き出物ができたら、こう考える

東洋医学では、腎はホルモンバランスに関係するといわれ、腎の力が弱くなると、ホルモンバランスが崩れやすくなり、生理前に吹き出物ができやすくなると考えられています。

肝も、女性の身体と深い結びつきがあります。

肝は血液を蓄え、気を巡らせるはたらきがあるので、肝のバランスが崩れると、生理前にイライラしたり、情緒不安定になったり、あごに吹き出物ができやすくなるのです。

**そんなときは腎と肝にはたらきかける、くこのみ茶を飲んでみてください。**

きっと身体全体のバランスが改善されていくでしょう。

あごの吹き出物をやわらげるお茶

# くこのみ茶

期待できる効果

**情緒を落ち着かせる／腎をうるおしてエイジングケア／気を補う**

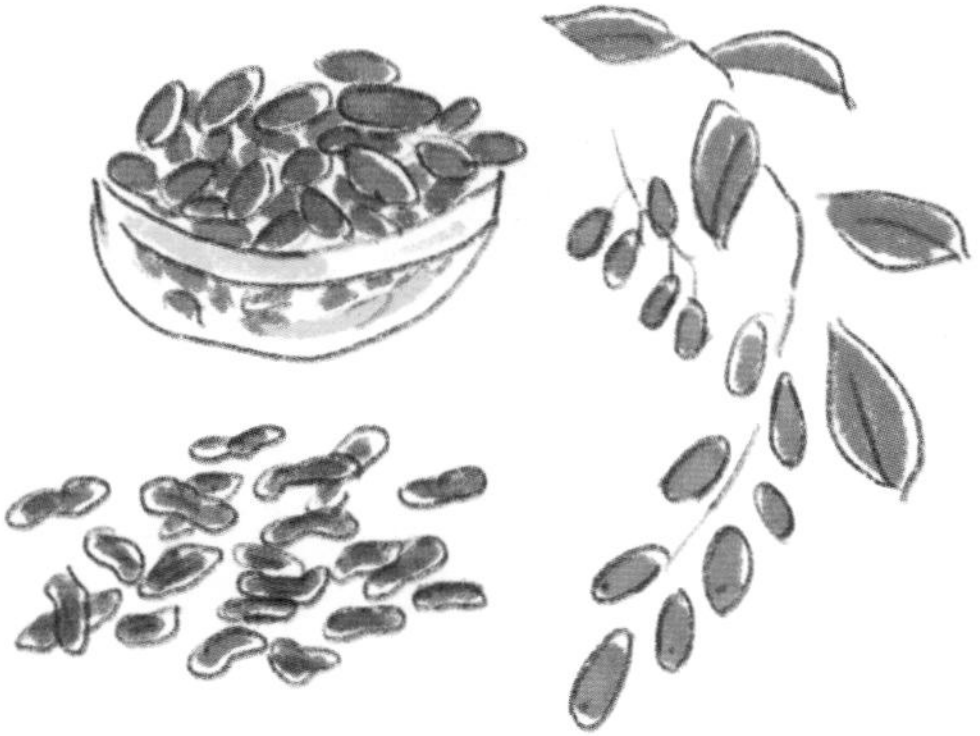

## くこのみ茶ってどんなお茶？

くこのみには、「補肝」＝肝を養って情緒を落ち着かせる効果と、「滋腎」＝腎をうるおして老化を遅らせる効果、精神を落ち着かせる効果も期待できるでしょう。

一見、吹き出物とは関連のないように見えますが、原因は腎が弱っていることにあるので、腎を意識することが吹き出物の改善につながります。

季節を問わず、おすすめのお茶です。

| 分量目安 | くこのみ10〜15粒を急須に入れて、お湯を注ぎ、蒸らしてからお飲みください。 |
| --- | --- |

どんな時期も
おすすめ

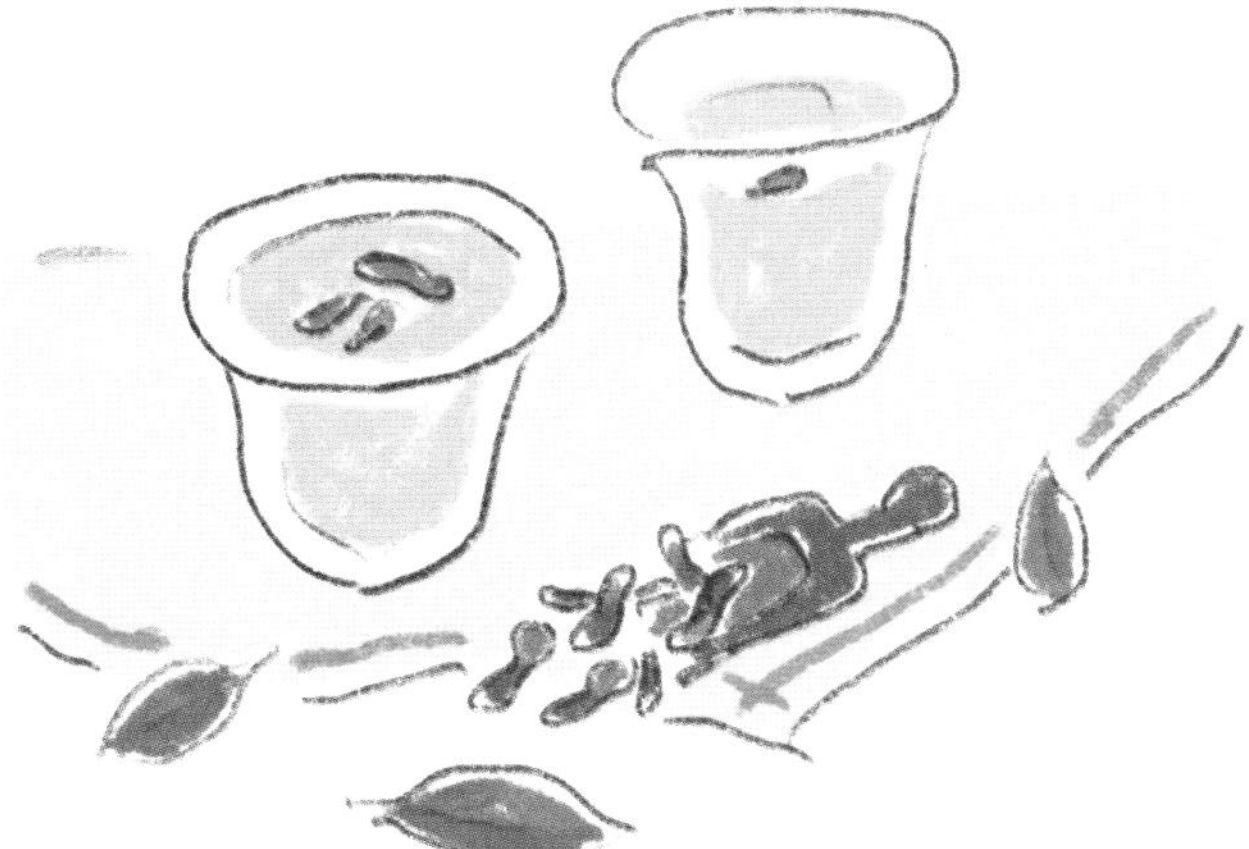

## 17／二日酔いになったとき

二日酔いを回避するためにできることは、そもそもお酒の席で飲みすぎないことが一番。

そうとわかっていても、接待や会社の飲み会、仕事上の付き合いでどうしてもお酒を飲まなければいけない……、ということもありますよね。

ついついお酒を飲みすぎてしまうと、頭がズキズキと痛い、吐き気が止まらない、だるさが抜けない、胃腸の調子が悪くて食欲が湧かないといったことになるでしょう。

**二日酔いのときは、薬に頼る前に、身体にやさしいお茶を飲んで、自分自身を労るようにしてください。**

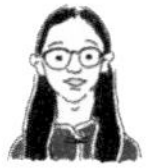

## 二日酔いになったら、こう考える

二日酔いになったら、翌日にクズの花茶を飲みましょう。

東洋医学では「千杯不酔野葛花」＝「クズの花を飲むと１０００杯のお酒を飲んでも酔わない」という言葉があります。

**クズの花には、昔から、熱冷ましや、デトックス効果、吐き気を緩和する効果があるといわれています。**

さらに、肝のはたらきを補佐する効果も期待できますが、低血圧の人はさらに血圧を下げる可能性があるので、なるべく控えてください。

そして、お酒を飲んだあとに濃いお茶を飲むと、胃腸へ過度な刺激を与えてしまうので、飲むタイミングや分量にはご注意ください。

# クズの花茶

期待できる効果

二日酔いを緩和する／デトックスさせる／肝を養う

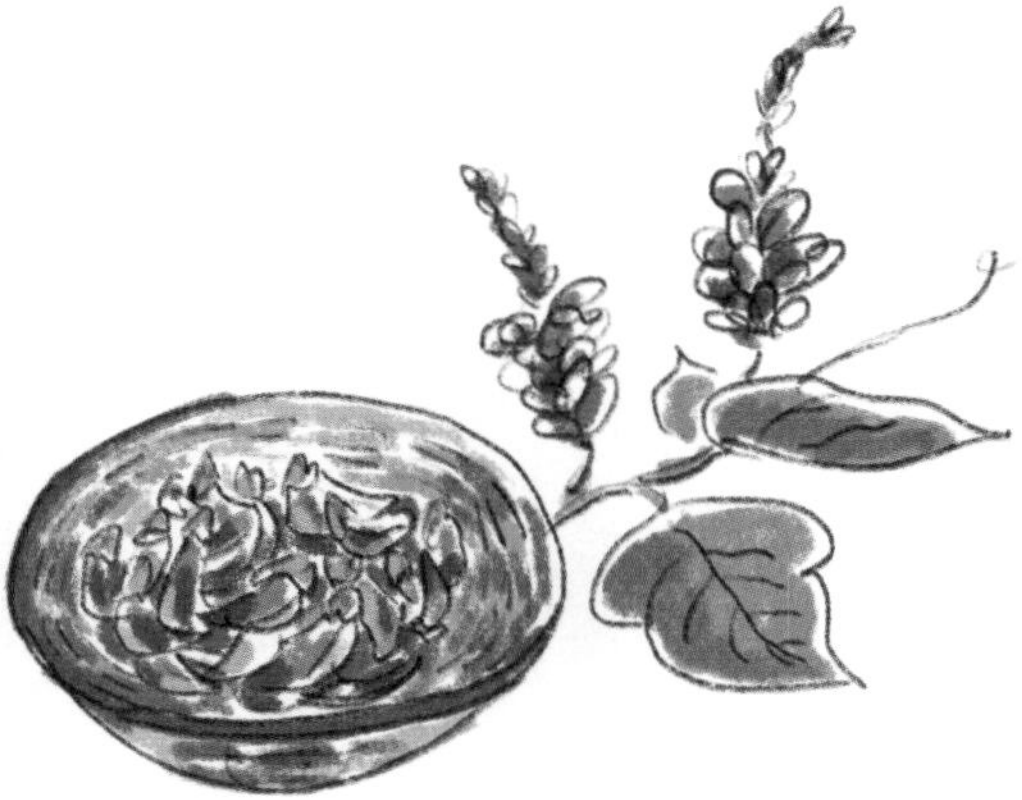

## クズの花茶ってどんなお茶？

クズの花は、二日酔いを解消する効果、揚げものやからいものを食べすぎたときの熱を冷ます効果、デトックスさせる効果、肝を養う効果があるといわれています。

熱が生まれやすい春・夏におすすめですが、揚げものやからいもの、ビールを飲みぎたときには、季節に限らずクズの花茶を飲んでみてください。

飲み会や接待のあと、または翌日に飲むのがおすすめです。

| 分量目安 | クズの花1～3g(またはティーバッグ1包)を急須に入れて、お湯を注ぎ、蒸らしてからお飲みください。 |
| --- | --- |

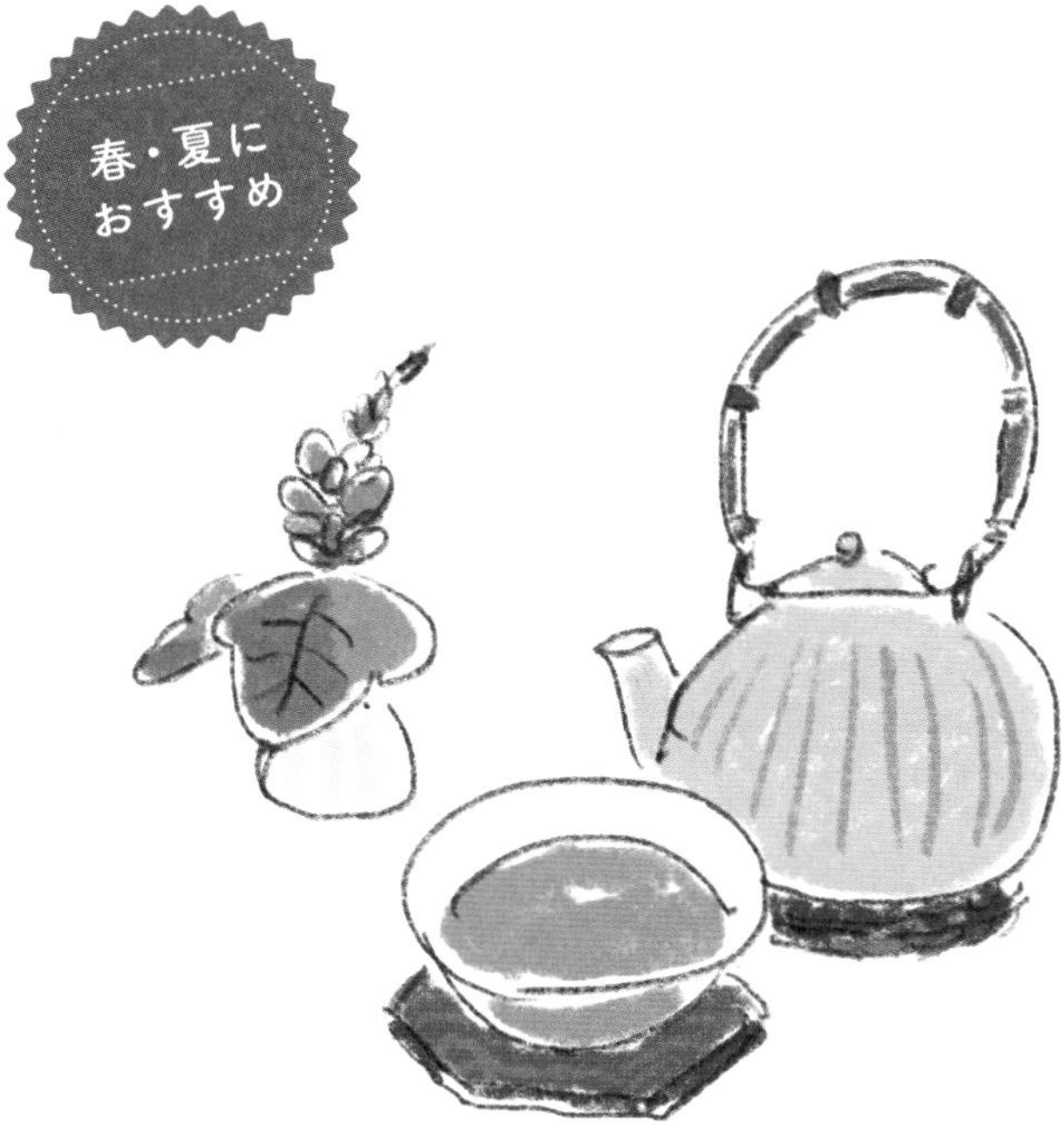


注釈　妊娠中や授乳期間中の人は担当医に相談のうえ、飲むようにしてください。

# 18 のぼせ気味・ほてり気味のとき

更年期のホットフラッシュを代表に、女性はのぼせ・ほてりの症状になりやすい傾向があります。

のぼせ・ほてりと同時に、イライラしやすい、怒りやすい、肌や髪が乾燥しやすいという症状もあるかもしれません。

原因としては、更年期障害以外にも、目や脳を酷使している、過労、運動不足である、胃腸が弱い、頻繁に性行為や自慰行為をしているなどといったことが考えられます。

**お茶を飲んで情緒を落ち着かせ、熱を発散させましょう。**

次のページで、そのためのお茶を紹介します。

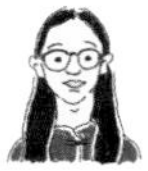

## のぼせ気味・ほてり気味になったら、こう考える

東洋医学において、男性は陽属性、女性は陰属性とされています。陽属性の男性は衝動的でパワフル、活発なイメージがあるのに対し、陰属性の女性は静かで冷静、優しい、水のようにうるおっているというイメージです。

**現代の女性は、家事や育児だけではなく、併行して仕事もしている人がとても多く、仕事によるストレスや夜更かし、過労などにより、身体を冷ます陰の力が弱くなっています。**

そのため、のぼせ・ほてりになりやすいのでしょう。

のぼせ・ほてりに悩まされたら、桑の葉に、熱を冷ましてうるおいを補うくこのみ茶をブレンドしたお茶がおすすめです。

のぼせ気味・ほてり気味をやわらげるお茶

# 桑の葉＋くこのみ茶

**期待できる効果**

熱を発散する／身体をうるおす／情緒不安定を落ち着かせる

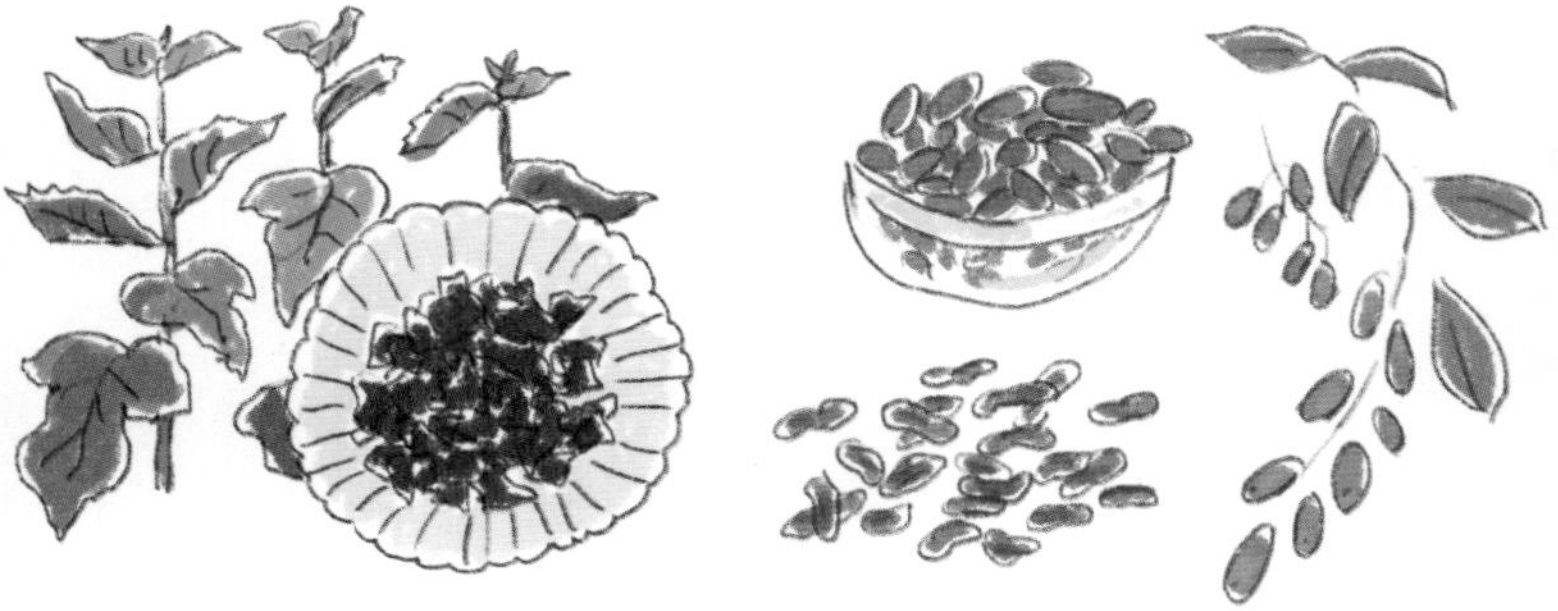

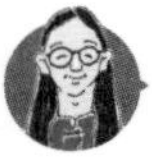

## 桑の葉＋くこのみ茶ってどんなお茶？

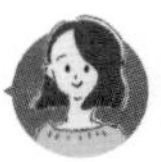

桑の葉の効果である「清肺潤燥《せいはいじゅんそう》」は、のぼせやほてりによる空咳を緩和や乾燥をうるおしてくれます。
また、上半身や身体の表面にある熱を発散し、喉の渇きを緩和する効果も期待できます。
桑の葉とくこのみを組み合わせることで、熱を発散しつつ、うるおいを補い、情緒を落ち着かせてくれるでしょう。
熱を発散するので、冷えやすい秋・冬は控えましょう。

| 分量目安 | 桑の葉1～3g、くこのみ5～10粒（または桑の葉小さじ1～2杯程度、くこのみ小さじ1～1.5杯程度）を急須に入れて、お湯を注ぎ、蒸らしてからお飲みください。 |
|---|---|

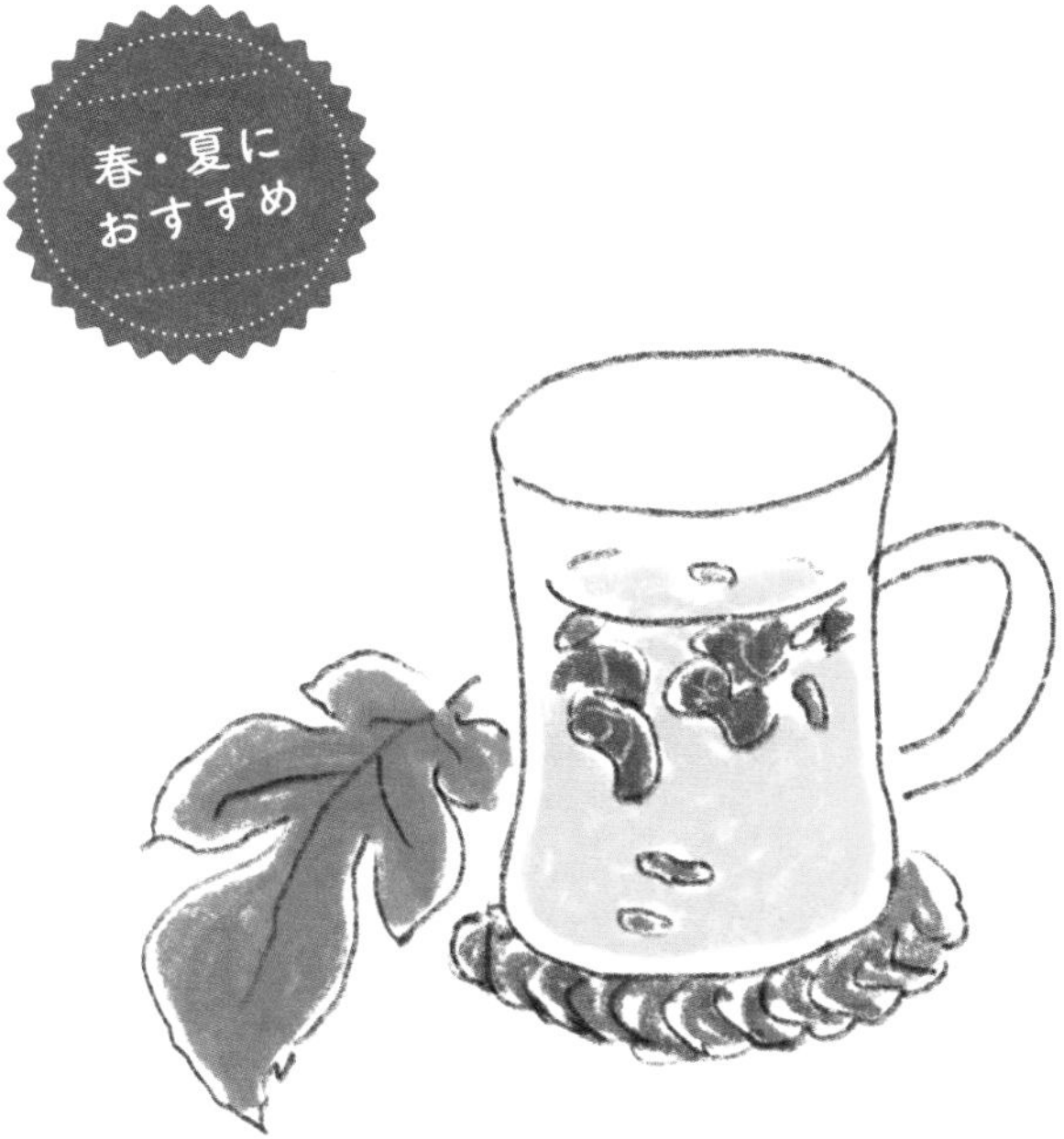


| 注釈 | 冷え性の人、下痢気味の人、妊娠中の人、生理中の人は、なるべく控え、飲みすぎないようにしてください。 |
|---|---|

## 19

## 高脂血症になったとき

高脂血症とは、味が濃いものや脂っぽいものをよく食べる、乳製品や甘いものをよく食べる、運動不足である、肥満症である、よくタバコを吸う、寝る直前に食事をしている、食後にすぐ横になることが原因として考えられます。

そのために増えた脂質が血管の内側に溜まり、動脈硬化や心筋梗塞につながるといわれます。

**高脂血症は深刻にならない限り、なかなか気づきにくく、気づいたときには手遅れだということも……。**

定期的に健康診断を受けることを前提に、次にご紹介するお茶も飲んで、健康な身体を取り戻しましょう。

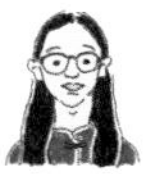

## 高脂血症になったら、こう考える

東洋医学では、高脂血症を「気滞瘀血《きたいおけつ》」「脾虚痰湿《ひきょたんしつ》」の２つの問題があると表現しています。

「気滞瘀血《きたいおけつ》」とは、気と血、両方の巡りが停滞しているということ。

「脾虚痰湿《ひきょたんしつ》」とは、胃腸が弱くなり、味が濃いものや脂っぽいもの、乳製品や甘いものなどを食べすぎてうまく消化できず、ドロドロになったものが溜まっていることを指しています。

**高脂血症のときは、この２つの問題を解消するため、胃腸のはたらきをよくするごぼう茶がおすすめです。**

日々の食事を見直したうえで、ごぼう茶を取り入れてみてください。

高脂血症をやわらげるお茶

# ごぼう茶

期待できる効果

**胃腸のはたらきを補佐する／デトックスさせる／便秘を解消する**

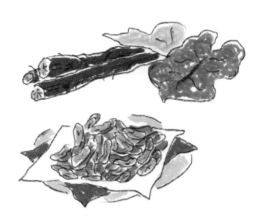

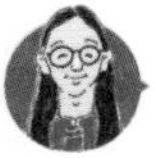

## ごぼう茶ってどんなお茶？

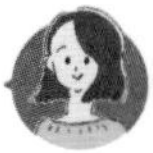

東洋医学の薬学書である『本草綱目』では、ごぼう茶は、「全身の経絡を疎通し、五臓の悪い気を排除し、長く飲み続けると身体が軽くなり、老けにくくなる」と書かれています。
ごぼう茶には、身体の熱を冷まし、身体の毒をデトックスしてくれる「清熱解毒」の効果や、全身の経絡の滞りを緩和する効果、便通をよくする効果が期待できます。
季節を問わず、おすすめのお茶です。

分量目安

ごぼう茶5～8g（またはティーバッグ1包）を急須に入れて、お湯を注ぎ、蒸らしてからお飲みください。

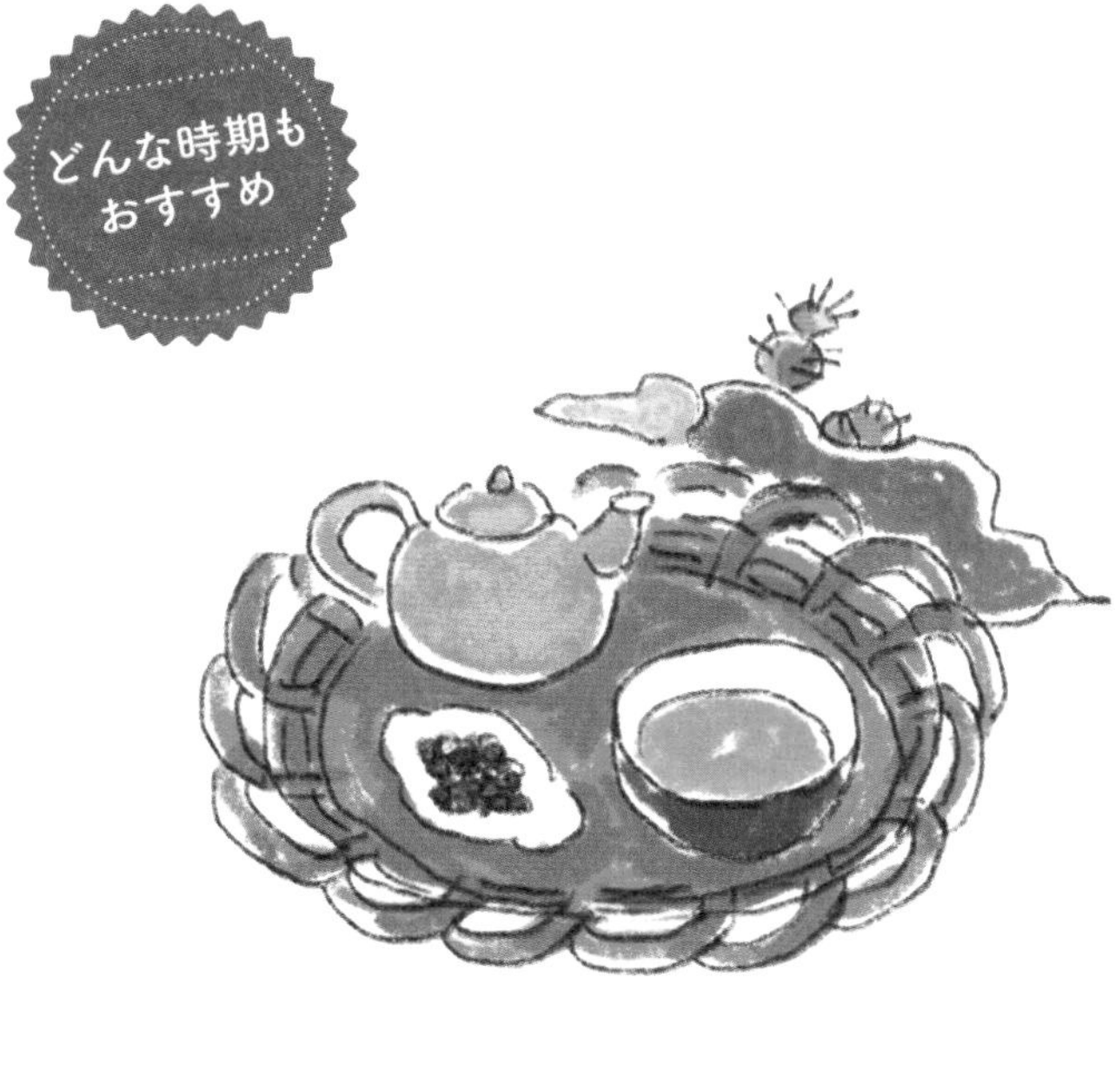


注釈

『本草綱目』には「長く飲み続ける」と書いてありますが、毎日飲む場合は、1日1～2杯にとどめてください。

冷え性の人、下痢気味の人、妊娠中の人、生理中の人は、なるべく控え、飲みすぎないようにしてください。

COLUMN

3

# 吹き出物ができる場所によって飲むお茶が違うのはなぜ？

第2章では、吹き出物ができる場所によって、原因が異なるため、それぞれの場所に合ったお茶を紹介しました。

**たとえば、おでこは「心火」が原因、右頬は「肺熱」が原因など、それぞれ対応している五臓が違うわけです。**

吹き出物ができたときは、本書を参考に、対応する五臓と原因を見つけて、それぞれのお茶を選ぶようにしてみてください。

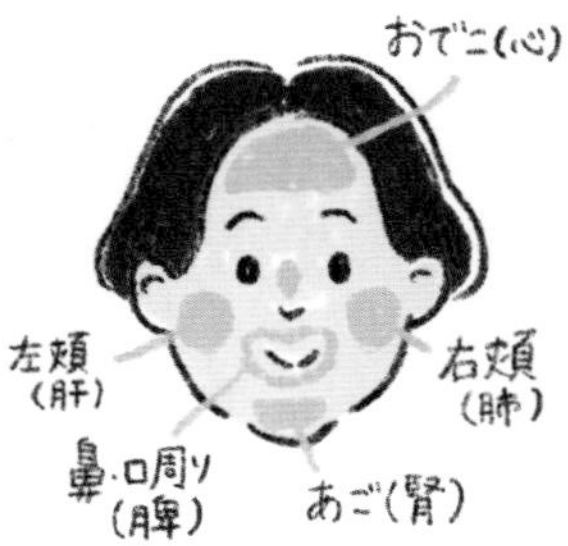

第 3 章

# 「自分の体質」を変えたい！

## 7つの体質を知り、毎日を快適に過ごす

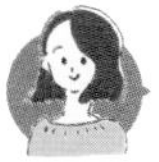

ロン毛メガネ先生、7つの体質って、なんですか？

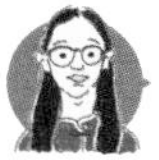

東洋医学では、人はそれぞれに体質があると考えています。

チェックシートで今の自分の体質を知り、体質に合わせてお茶を選んで、毎日を快適に過ごしましょう！

## 身体は、「気・血・水」の3つの要素でできている

これまで何度か触れてきましたが、東洋医学では、身体を構成するものには「気《き》・血《けつ》・水《すい》」という3つの要素があり、それぞれ次のように考えています。

### 「気」とは――身体を作るエネルギー

気とは目に見えないエネルギーのこと。**気が不足すると、身体が冷えたり、不正出血をしたり、暑くもないのに汗をかいたり、風邪を引きやすくなります。**「気虚体質」「気滞体質」というものがありますが、それぞれ気が不足していること、気が滞っていることを示しています。

### 「血」とは――食べものの栄養を体内に運ぶ力

「血」は食べ物から得た栄養を乗せて身体中に運び、身体の隅々までうるおしてくれ、私

たちの精神状態を支えています。

**ですので、血が足りなかったり、滞っていたりすると、「血虚体質」「瘀血《おけつ》体質」となって、肌が乾燥したり、睡眠障害、心の不安などにつながります。**

気のなかに血がある、血のなかに気があると考えられ、気と血は深い関係にあります。

## 「水」とは――身体のうるおいの元となるもの

水とは、別名は「津液」とも呼ばれ、分泌物、胃液、腸液、唾液、涙、汗、尿などを指します。

**身体の隅々に存在して、臓腑、関節、脳、髄などの組織をうるおしています。**

118ページの「水滞体質」に該当する場合は、水代謝がうまくできなくて、むくみやすいというわけです。

この気・血・水は連動していて、身体のなかを巡っていると考えています。

では、次のページを参考に、自分がどの体質に当てはまるかを知りましょう。

# 体質チェックシート

## 1 気虚体質

**エネルギーが足りていない**

➡ 120ページ参照

- ☐ 疲れやすい
- ☐ 風邪を引きやすい
- ☐ 汗をかきやすい
- ☐ 朝、起きるのが苦手
- ☐ 食欲がない
- ☐ 息切れやすい
- ☐ 不正出血をしやすい

## 2 血虚体質

**栄養が不足している**

➡ 124ページ参照

- ☐ 立ちくらみやめまいがする
- ☐ 顔色が白く、血色がない
- ☐ 髪やお肌が乾燥しやすい
- ☐ 睡眠が浅い
- ☐ 便がコロコロしている、または便秘気味である
- ☐ 不安になりやすい
- ☐ 経血の色が薄く、量が少ない

以下の項目のうち、一番当てはまるものが多いものが、
今のあなたの「体質」です。

## ③ 陽虚体質

**身体を冷やしすぎている**

128ページ参照

- □ 背中やおなかが冷えやすい
- □ 低体温、または冷え性
- □ トイレが近い
- □ 顔色が青白い
- □ 季節にかかわらず手足が常に冷たい
- □ 子宮や下腹部が冷えている
- □ 透明なおりものが多い

## ④ 陰虚体質

**うるおいが足りていない**

132ページ参照

- □ やせ型である
- □ 寝汗が多い
- □ ほてりやすい
- □ 掌や足の裏が熱い
- □ 喉が乾きやすい
- □ 物忘れが激しい
- □ 生理が遅れぎみである

## 5 水滞体質

**水代謝が滞っている**

136ページ参照

- □ むくみやすい
- □ 下痢、軟便気味
- □ 身体がだるくて重い
- □ 雨の日や湿気が高い日に不調が出やすい
- □ 肥満体質
- □ 汗がベタつく
- □ おりものが多い（におう場合が多い）

## 6 瘀血《おけつ》体質

**血行が滞っている**

140ページ参照

- □ しみやアザができやすい
- □ 顔色がくすんでいて暗い
- □ 目の下にクマができやすい
- □ 肩こりや腰痛がある
- □ 唇が紫っぽい色をしている
- □ 生理時にレバー状の塊が出る
- □ 生理痛がひどい

## 7 気滞体質

気の巡りが停滞している ➡ 144ページ参照

- ☐ イライラしやすい
- ☐ ゲップやおならが多い
- ☐ 便秘や下痢を繰り返す
- ☐ 情緒が不安定
- ☐ ため息が多い
- ☐ 喉がつかえる、または違和感がある
- ☐ 生理前に胸や脇腹が張りやすい

---

※当てはまる体質はひとつとは限らず、重複することがあります。

※どれにも当てはまらない、一番バランスが取れている体質を「平和体質」といいます。
平和体質は標準な体型で、肌や髪につやがあり、体力があって疲れにくく、食欲があり、睡眠も十分に取れています。適応力が高いため、病気になりにくいのが特徴です。

## 20 気虚体質（エネルギーが足りていない）の場合

気虚体質とは、エネルギーが不足しており、疲れやすいタイプです。

116ページのチェックシートの項目のほか、声が小さい、話すのが億劫、元気が出ない、やる気が出ない、動きたくない、消化不良を起こしている、新しいことにチャレンジしたくない、胃下垂であるといった特徴があります。

気虚体質になる原因としては、過労、運動不足である、胃腸が弱い、小さな不調が長引いている、栄養不足、ストレスが溜まっている、情緒が不安定などといったことがあげられます。

**現代では女性が男性より仕事を抱えることが多く、憂うつになったり、思い悩んだりすることでエネルギーを消耗し、気虚体質になりやすい傾向があります。**

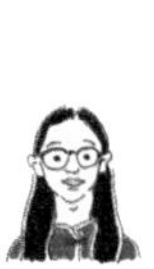

## 気虚体質に当てはまったら、こう考える

東洋医学では「気」は宇宙のすべての構成の基本であり、気の流れや変化によってさまざまなものが作られていると考えます。

また、「気」は身体を温め、血行を動かし、外部の邪気から身体を守り、内臓を正しい位置に維持するはたらきがあります。

**したがって、気が足りない（気虚）状態になると、これらがうまくはたらかなくなって、結果、さまざまな不調をもたらすことにもなるでしょう。**

気虚体質に当てはまったら、まず生活リズムや食習慣を見直して、気の消耗を抑えましょう。

そして、気を補うことを意識して、黄耆茶や高麗人参茶を取り入れましょう。

# 黄耆茶

**期待できる効果**

**身体を温める／気を補う／胃腸を養う**

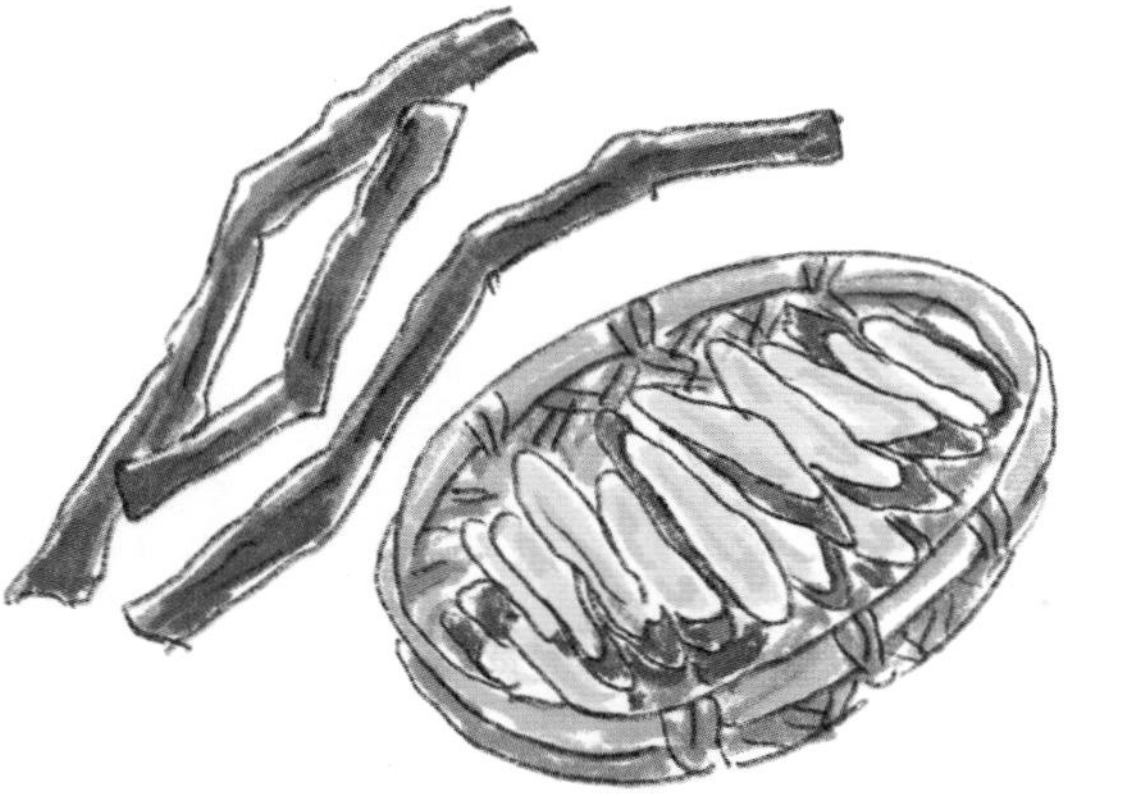

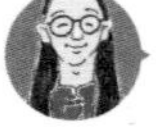

## 黄耆茶ってどんなお茶？

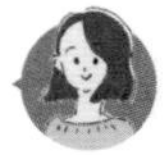

黄耆は、マメ科の植物・黄花《きばな》黄耆の根を乾燥させたもので微温属性＝身体を少し温めてくれる効果があるとされています。
また、「補気《ほき》」＝気を補う、「健脾《けんぴ》」＝胃腸を養う、体力を補って、元気を底上げしてくれる効果も期待されており、栄養ドリンクにも含まれることがあります。
季節を問わず、おすすめのお茶です。

| 分量目安 | 黄耆をスライスしたもの5～10枚を急須に入れて、お湯を注ぎ、蒸らす時間を長め（5～7分）にしてお飲みください。 |
| --- | --- |

注釈　高麗人参が1に対して、黄耆が2という高麗人参茶＋黄耆茶のブレンドもおすすめです。また、口臭が強い、おならがにおう、ほてり気味、乾燥しやすい人は、毎日飲むのは避けましょう。

# 21 血虚体質（栄養が不足している）の場合

**西洋医学では「血」は、血小板、赤血球、白血球などを指しますが、東洋医学の「血」は成分ではなく、栄養やうるおいを運んでくれる液体すべてを指します。**

そして血は、五臓六腑、経絡、爪、髪、肌、骨などの組織に栄養とうるおいを与えるほか、精神状態、視力、筋肉の動き、生理活動などにも関係しています。

そのため「血虚」になると、116ページのチェックシートの項目のほか、視力が低下する、めまいや耳鳴りがある、記憶力が低下する、眠れない、手足が痺れやすいといった不調があらわれます。

原因としては、目を酷使している、ストレスが溜まっている、栄養バランスが悪い、胃腸が弱い、気虚を放置して改善していないといったことが考えられるでしょう。

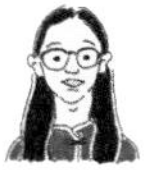

## 血虚体質に当てはまったら、こう考える

血虚体質とは、栄養不足でうるおいが足りていない体質をいいます。

一日中、スマホ・タブレット・パソコン・テレビを見続けて目を酷使することは、血虚につながります。

血を作るとき、気が補佐してくれるのですが、長期的に気虚が続くと、この血をうまく作れなくなって血虚につながるというわけです。

**この体質におすすめしたいのは、血を補う龍眼肉というドライフルーツです。**

龍眼肉を使った紅茶を飲むことで、身体のなかに栄養がもたらされ、身体全体を温め、さらに胃腸が養われるので、血だけではなく、気までも補うことができるでしょう。

# 龍眼肉紅茶

**期待できる効果**

**身体を温める／心を落ち着かせる／胃腸を養う**

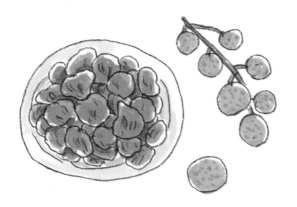

## 龍眼肉紅茶ってどんなお茶？

龍眼肉とは果物の龍眼の殻を剥いて、果肉を乾燥させたもの。見た目はライチに似ているといわれて、味はライチより甘さが抑えられています。

東洋医学では、龍眼肉は心を落ち着かせて、胃腸を養い、血を補ってくれるといわれています。

紅茶は発酵茶で、身体を温めてくれますが、紅茶にはカフェインが含まれているので、寝る前にはおすすめしません。

| 分量目安 | 龍眼肉2粒、紅茶4g（または龍眼肉2粒、紅茶ティーバッグを1包）を急須に入れて、お湯を注ぎ、蒸らしてからお飲みください。 |
|---|---|

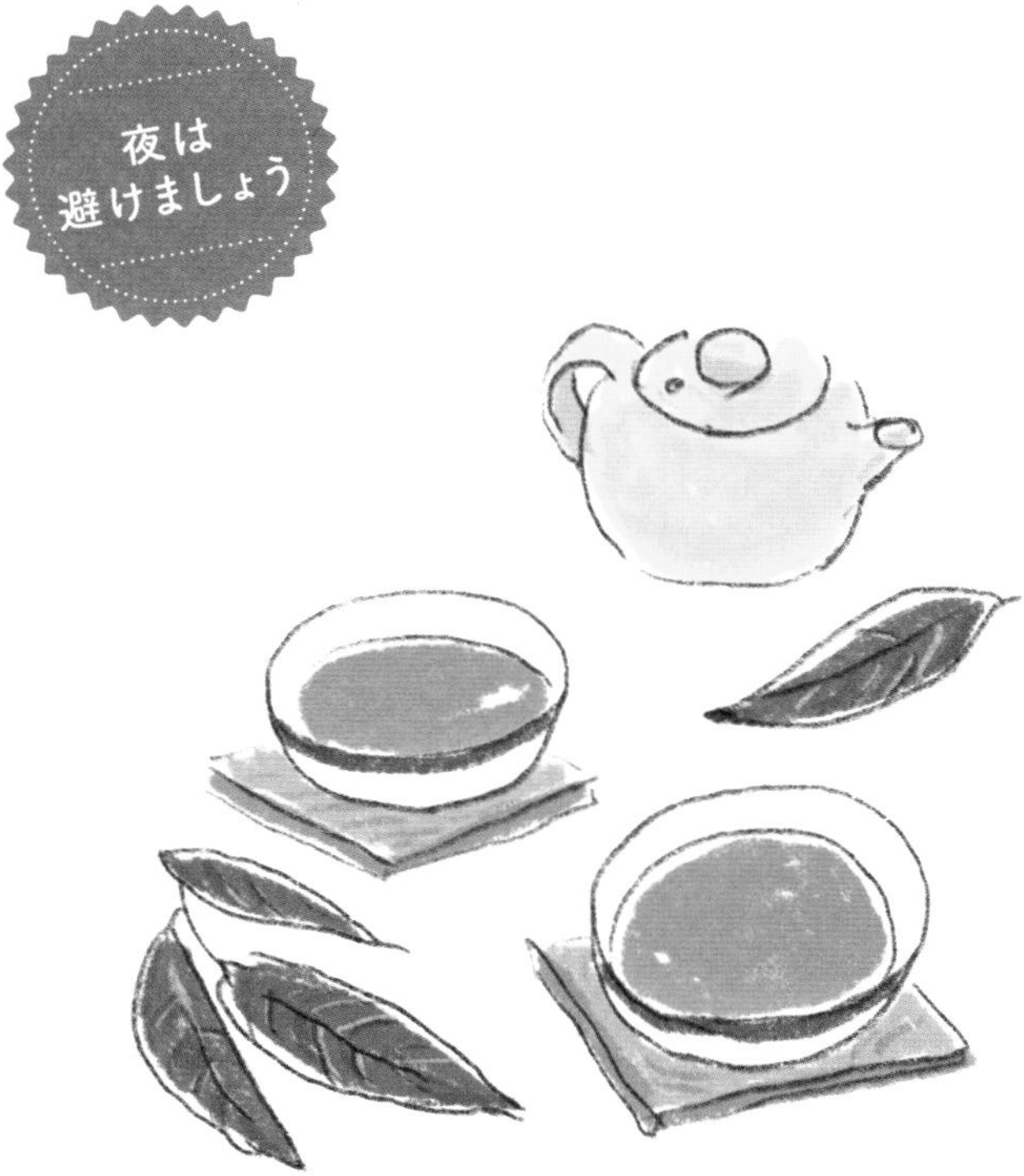

## 22 陽虚体質（身体を冷やしすぎている）の場合

冷え性で手足が冷たい人の多くは陽虚体質で、特に出産後の女性に見られます。

また、117ページのチェックシートにある項目のほか、寒がりである、肥満体質である、冷たいものを食べると下痢になる、生理が遅れているといった特徴が見られるでしょう。

原因としては、冷たいものや生ものを食べすぎている、また冷たい飲みものを飲みすぎている、常に寒い環境にいる、または冷房が効いた環境で生活している、過労、手術後あるいは出産や流産後にしっかり休んでいないといったことが考えられます。

**次にご紹介するお茶を飲んで、身体のバランスを整えるようにしてください。**

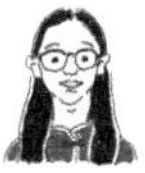

## 陽虚体質に当てはまったら、こう考える

東洋医学では、陰は身体を冷やす・うるおす力、陽は身体を温める・動かす力があり、陰陽は同時に存在して、お互いをコントロールしていると考えています。

しかし、陽が足りない「陽虚」の状態になると、陰の力が強くなって、このバランスが崩れてしまいます。

**もし陽虚体質の特徴に思い当たるようなら、身体を冷やしすぎていないか、生活習慣を振り返ってみてください。**

また、普段から気虚・血虚の状態を放置しないよう、身体のサインに気付くようにしてください。

そして、陽の気を授けてくれるキンモクセイ茶で不調をやわらげましょう。

陽虚体質をやわらげるお茶

# キンモクセイ茶

**期待できる効果**

**身体を温める／巡りを改善／詰まりを解消する**

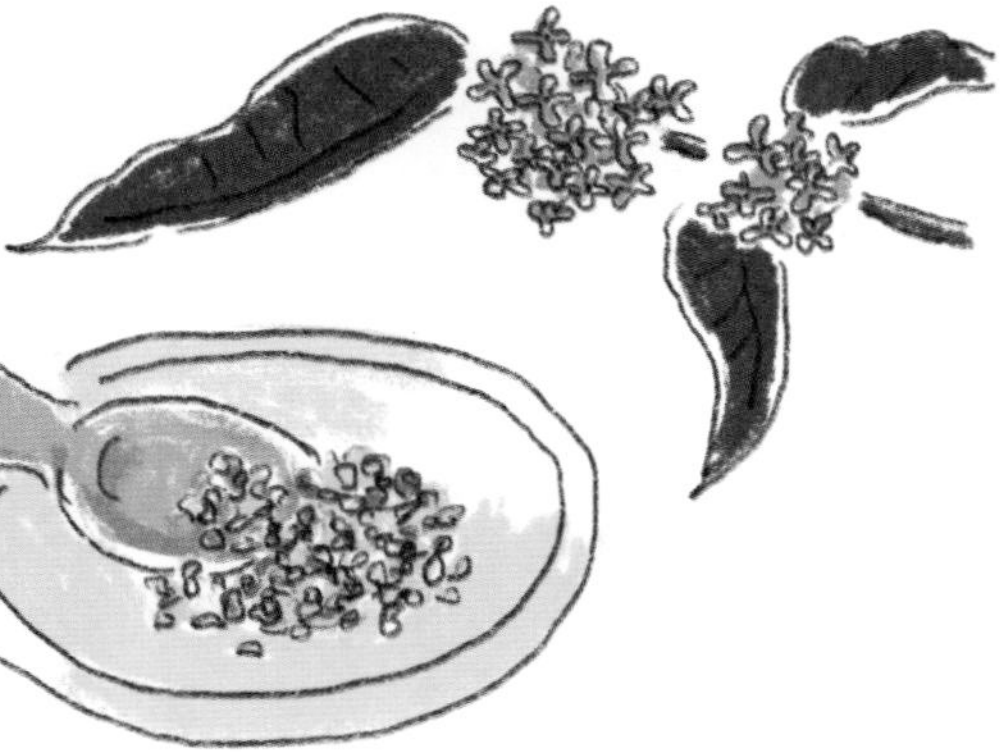

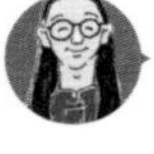

## キンモクセイ茶ってどんなお茶？

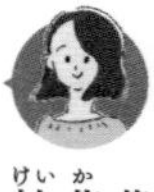

甘い香りでリラックスできるキンモクセイ茶、別名を桂花《けいか》茶には、生姜と同様、「温中散寒」＝身体の中部である胃腸のあたりを温めて、寒気を追い払う効果を示します。また、陽気を補い、胃腸を調和する、落ち着かせる効果も見込めるので、湿気の多い時期や、冷えやすい秋・冬におすすめです。紅茶や烏龍茶をブレンドするのもいいですが、特に烏龍茶との相性がいいお茶です。

分量目安

キンモクセイの花1〜3g（または小さじ1〜2杯）を急須に入れて、お湯を注ぎ、蒸らしてからお飲みください。

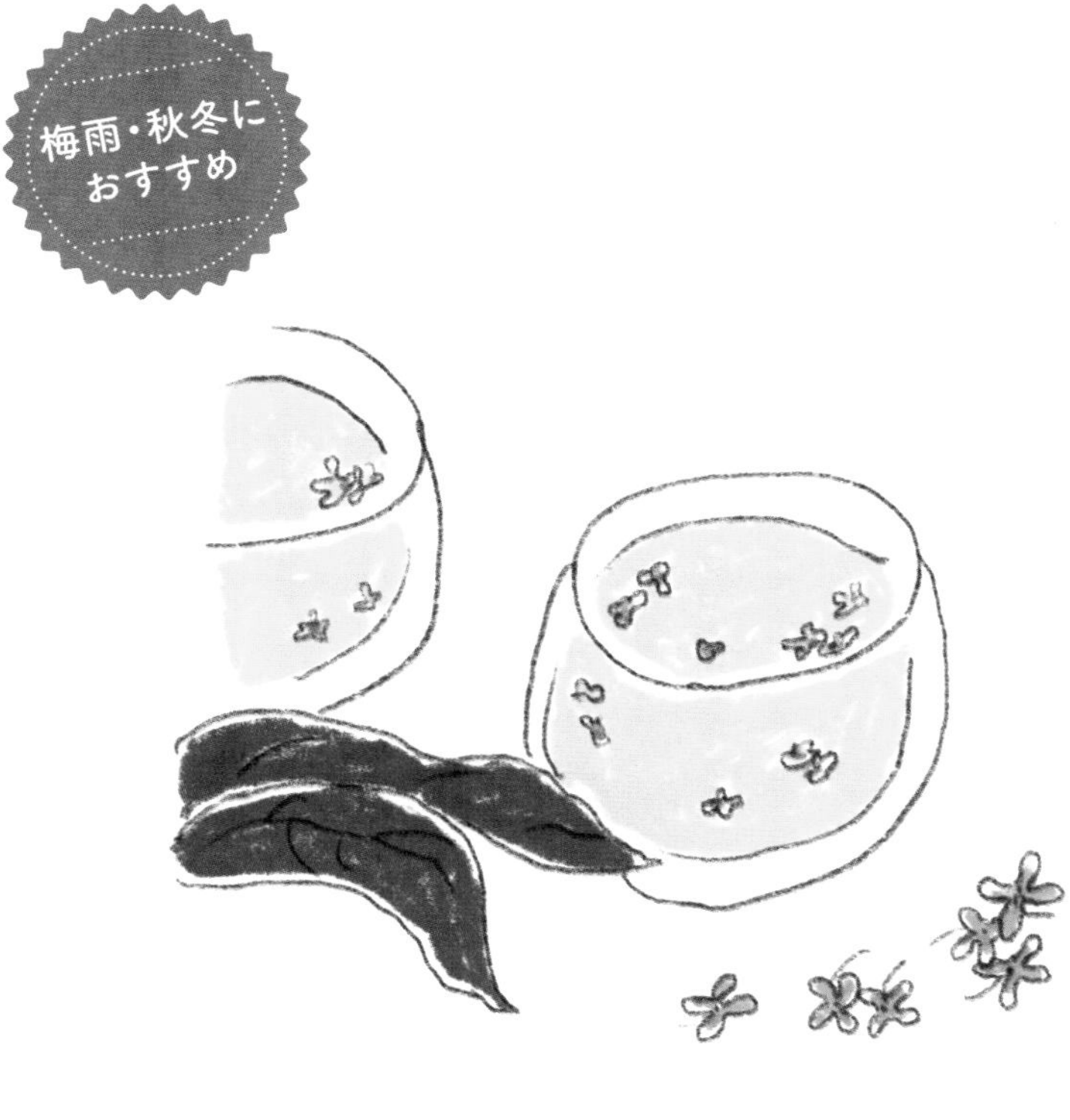


注釈

口臭が強くて便秘気味の人、ほてり気味な人、妊娠中の人は、なるべく控え、飲みすぎないようにしてください。

## 23／陰虚体質（うるおいが足りていない）の場合

陰虚体質は、40代以降の女性に多い傾向があります。

**身体を冷やす力も弱くなるので、117ページのチェックシートにある項目のほかに、手足が熱い、微熱が続く、食欲不振、頭痛やめまいがする、便が乾燥してコロコロしている、目が乾燥しやすくて視野が霞む、抜け毛が増えるなどの特徴があります。**

原因としては、長期的に過労している、決まった時間に食事をしていない、揚げものやからいものを好んで食べている、目を長期的に酷使している、夜更かしや徹夜をよくする、昼夜逆転している、頻繁に性行為や自慰行為をしている、長期的に生理不順が続いている、更年期であるといったことが考えられます。

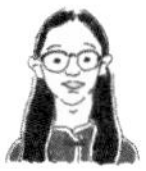

## 陰虚体質に当てはまったら、こう考える

124ページの血虚体質は「血」が足りていない状態をいいますが、陰虚体質は血に加えて、涙、唾液、油脂、ホルモンなどの分泌、津液（血以外の体液）などのうるおいが足りない状態をいいます。

**したがって、陰虚体質に当てはまるときは、うるおいと気を同時に補ってくれる西洋人参がおすすめです。**

この西洋人参茶を飲むときは、くこのみと組み合わせると、さらにパワーアップします。

栄養をつかさどる「心・肺・肝・腎」をうるおすことができ、情緒を安定させることができるでしょう。

陰虚体質をやわらげるお茶

# 西洋人参+くこのみ茶

**期待できる効果**

**ほてりを抑える／うるおいを与える／気を補う**

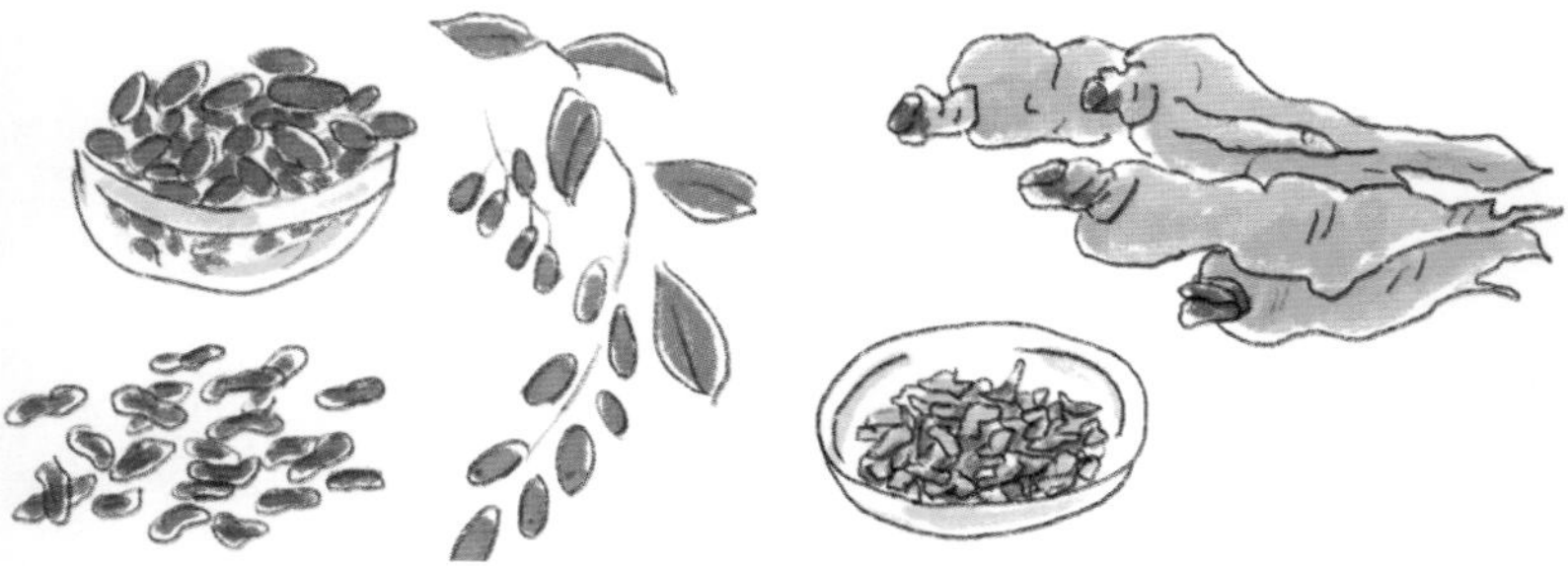

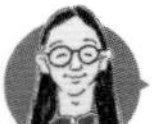

## くこのみ＋西洋人参茶ってどんなお茶？

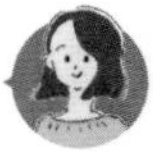

高麗人参ではなく、ここでは西洋人参をご紹介します。
西洋人参は、ほてりを少し沈め、身体の余分な熱を取りながらうるおいをもたらす効果や、「気」と「陰」を補い、養ってくれる効果が期待できます。くこのみと組み合わせると、さらに栄養・うるおいをもたらしてくれるでしょう。陰虚体質のときは、ぜひこの２つをブレンドしてみてください。
季節を問わず、おすすめのお茶です。

**分量目安**

くこのみ6g、西洋人参2g（またはくこのみを小さじ2杯程度、西洋人参小さじ1杯程度）を急須に入れて、お湯を注ぎ、蒸らしてからお飲みください。

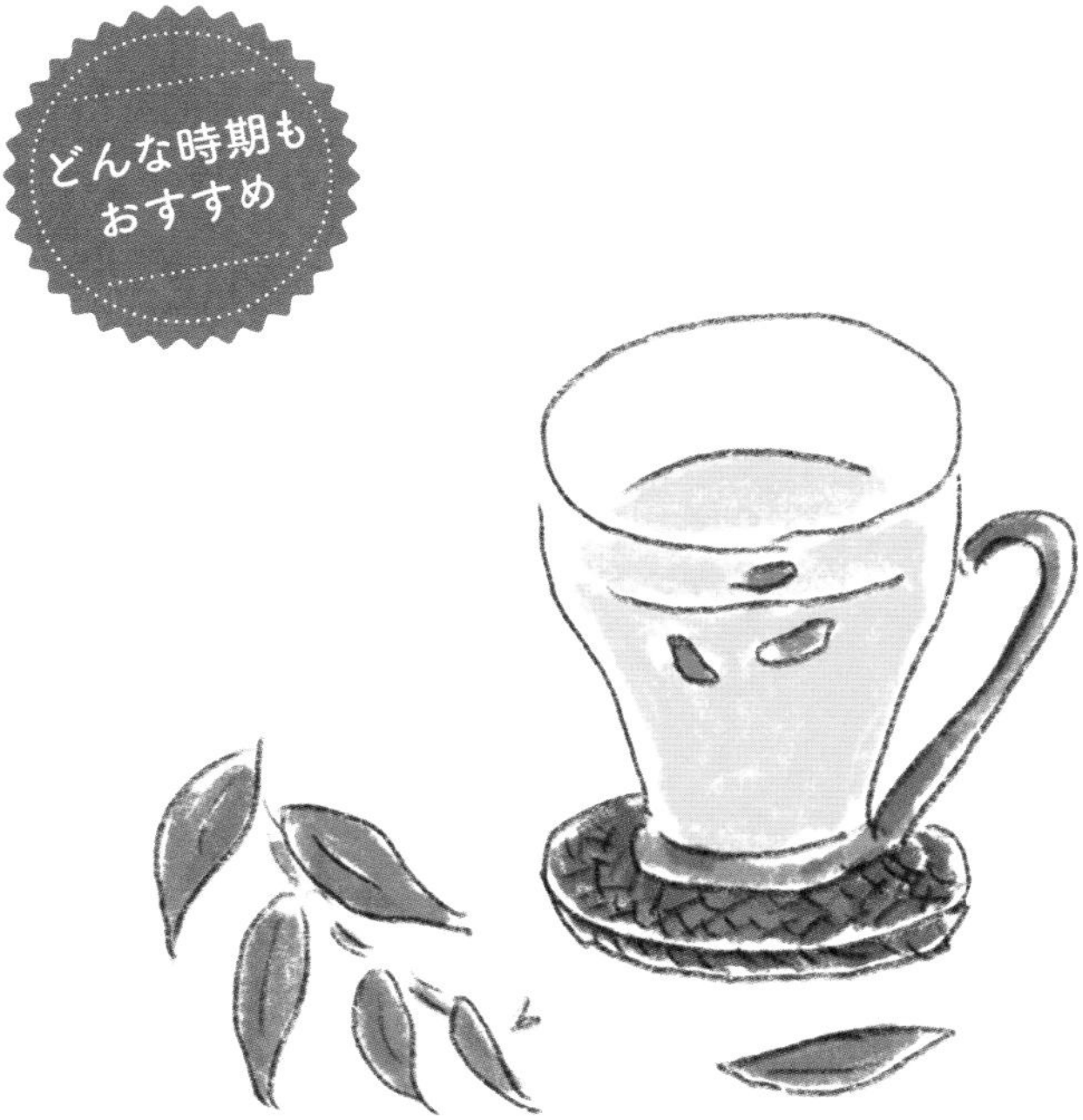


**注釈**

冷え性の人、下痢気味の人、妊娠中の人、生理中の人はなるべく控え、飲みすぎないようにしてください。

24

## 水滞体質（水代謝が滞っている）の場合

水滞体質の水滞とは、身体のなかの水道管が詰まって、水溜りができている状態のこと。

原因としては、長期的な運動不足である、水を飲みすぎている、よく同じ姿勢で作業している、冷え性や低体温である、乳製品を食べすぎている、気虚や陽虚の状態が長く続いていることが考えられます。

**同じ姿勢を続けていたり、身体が冷えているといったことで、水代謝が滞りやすい傾向にあるのです。**

そんなときは、身体を動かして汗をかくことはもちろんですが、次に紹介するお茶も飲んでみてください。

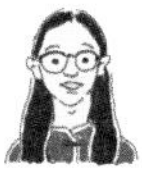

## 水滞体質に当てはまったら、こう考える

東洋医学では、水は「津液」とも呼ばれ、胃液、涙、汗、唾液など「血」以外の体液を指します。

**津液は、排泄を補佐する、デトックスさせる、骨・脊髄・脳・肌などをうるおすといったはたらきがあるので、停滞すると、むくみやすい、肥満、軟便気味、大便が形にならない、便秘や下痢を繰り返す、食欲不振、消化不良などの不調を引き起こします。**

もし、118ページのチェック表で水滞体質に当てはまるようなら、停滞した津液を動かして排出を補佐してくれる、とうもろこしのひげ茶を飲んでみてください。

きっと、むくみにくくもなるはずです。

水滞体質をやわらげるお茶

# とうもろこしのひげ茶

期待できる効果

**身体を温める／巡りを改善する／詰まりを解消する**

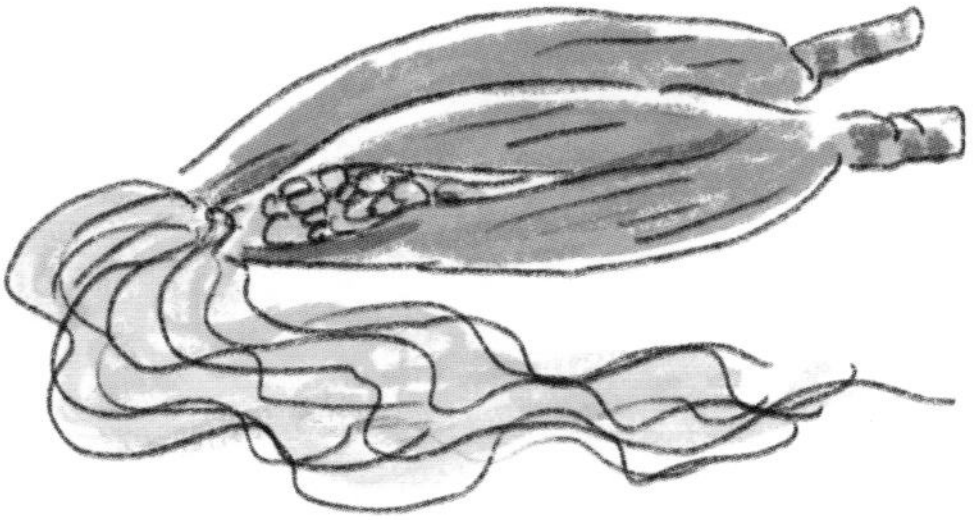

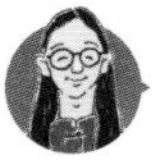

## とうもろこしのひげ茶ってどんなお茶？

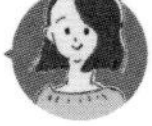

ここで指すのは、コーン茶・とうもろこし茶ではなく、とうもろこしの「ひげ」茶です。
とうもろこしのひげには、排尿をうながし、溜まった水分の排出を補佐して、むくみを取る効果が見込めます。また、「清熱解暑」＝蒸し暑い梅雨時期や夏などの暑さを緩和する、血糖を下げるなど、肝臓や腎臓への負担を軽減してくれます。

| 分量目安 | とうもろこしのひげ茶1〜2g（もしくはティーバッグ1包）を急須に入れて、お湯を注ぎ、蒸らしてからお飲みください。 |
|---|---|

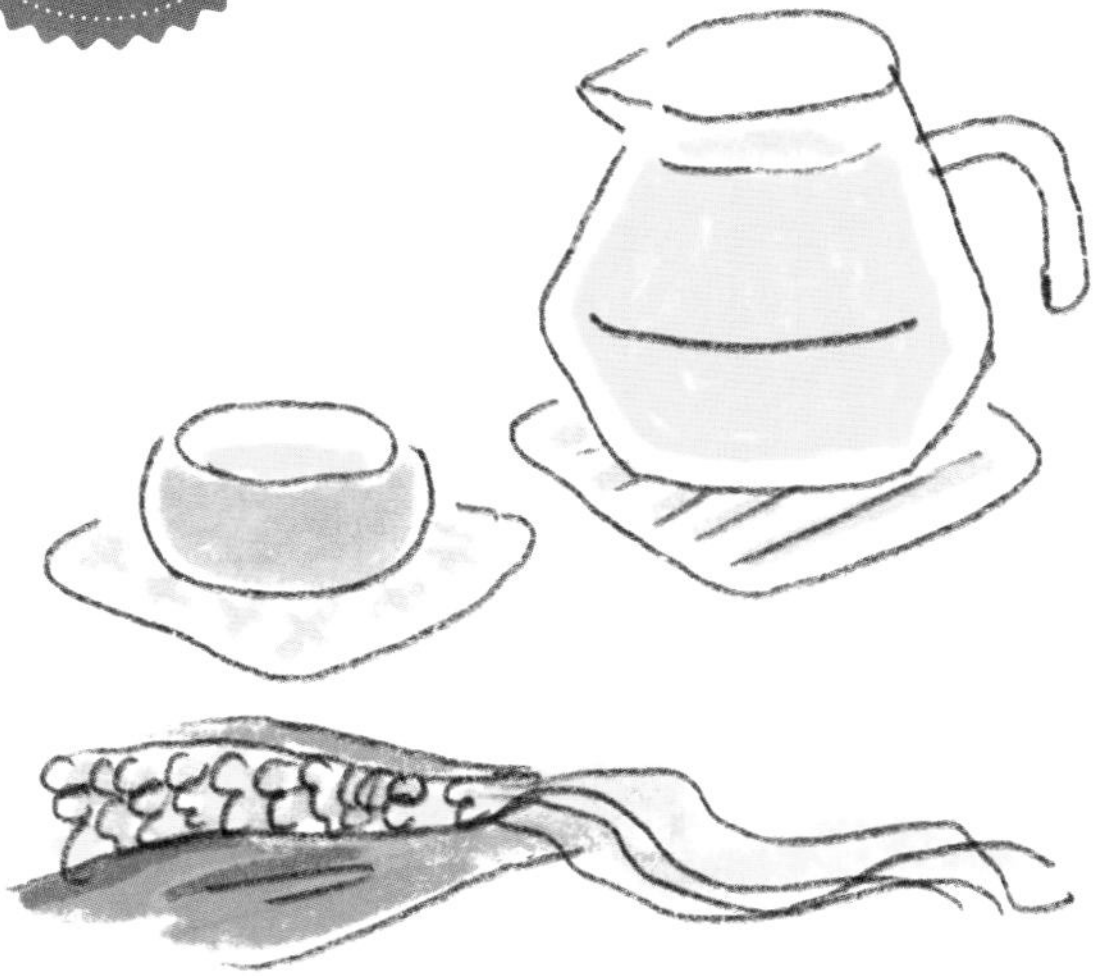

注釈　血糖を下げてしまうため、低血圧の人は、なるべく控え、飲みすぎないようにしてください。

## 25 ／ 瘀血体質（血行が滞っている）の場合

瘀血体質とは、簡単にいうと血行不良のこと。

118ページのチェックシートにある項目のほか、身体のあちこちに原因不明の痛みがあらわれる、関節が痛む、しみが多い、できものができやすいなどといった特徴があるでしょう。

原因としては、ひどい冷え性または低体温である、運動不足である、手術後や出産後である、長期的に寒い環境にいる、塩分の高い食事をしている、水分が不足している、冷たいものや乳製品をよく食べる、長期的に悩んでいることがある、憂うつ状態などといったことがあると考えます。

**また、気虚体質・気滞体質の人も、この体質になる場合があります。**

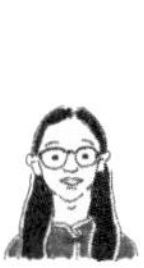

## 瘀血体質に当てはまったら、こう考える

瘀血体質の人におすすめしたいお茶は、血を巡らせる紅花《べにばな》です。

紅花が身体を温め、血行をよくしてくれるでしょう。

**気温が冷えこむ日や、手足の指先が冷たいときは、血行が滞って、栄養や熱が末端に届いていないことが考えられます。**

**そんなときは、ぜひ紅花茶を飲んでみてください。**

瘀血体質の人は、水滞体質、陽虚体質、気虚体質などの症状も一緒にあらわれる場合が多いです。

胃腸が弱い、または疲れやすいなどと、ほかの体質の特徴と混在しているようなら、気分や体調に合わせて、それらの体質に合ったお茶も取り入れましょう。

# 紅花茶

**期待できる効果**

**身体を温める／血行を促進させる／痛みを緩和する**

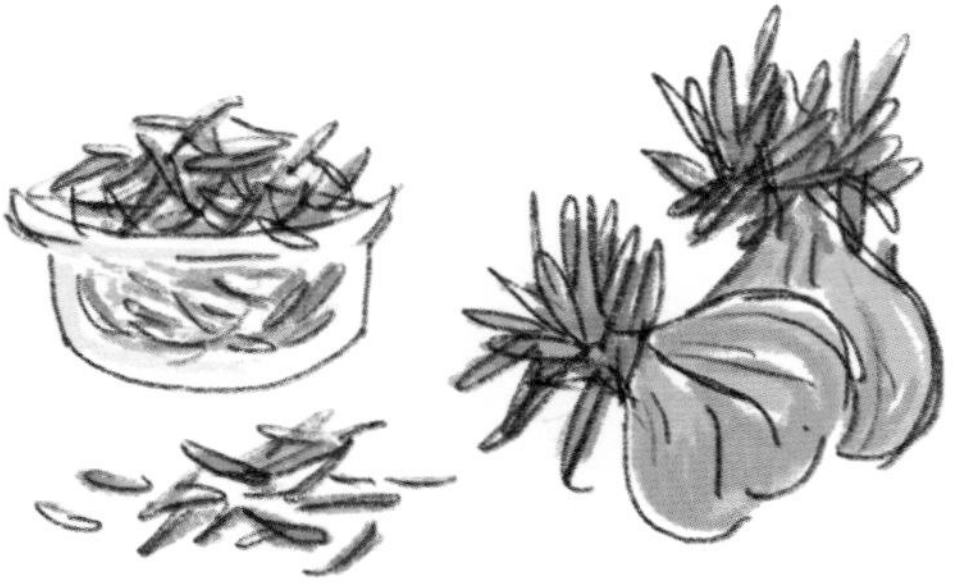

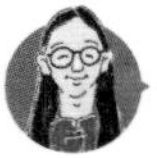

## 紅花茶ってどんなお茶？

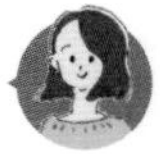

紅花茶には「活血通経《かっけつつうけい》」＝血の巡りをよくして経絡をスムーズに流れるようにしたり、「消腫止痛《しょうしゅしつう》」＝むくみや腫れものを解消、痛みを緩和したりする効果もあります。
生理のときに血の塊が出ている、または生理痛が重い女性にもおすすめです。少量を継続的に飲むと美肌、顔色がよくなる効果もあり、中国の唯一の女帝、武則天も愛用していたという説があります。

分量目安

紅花１〜２g（またはひとつまみ程度）を急須に入れて、お湯を注ぎ、蒸らしてからお飲みください。

どんな時期もおすすめ

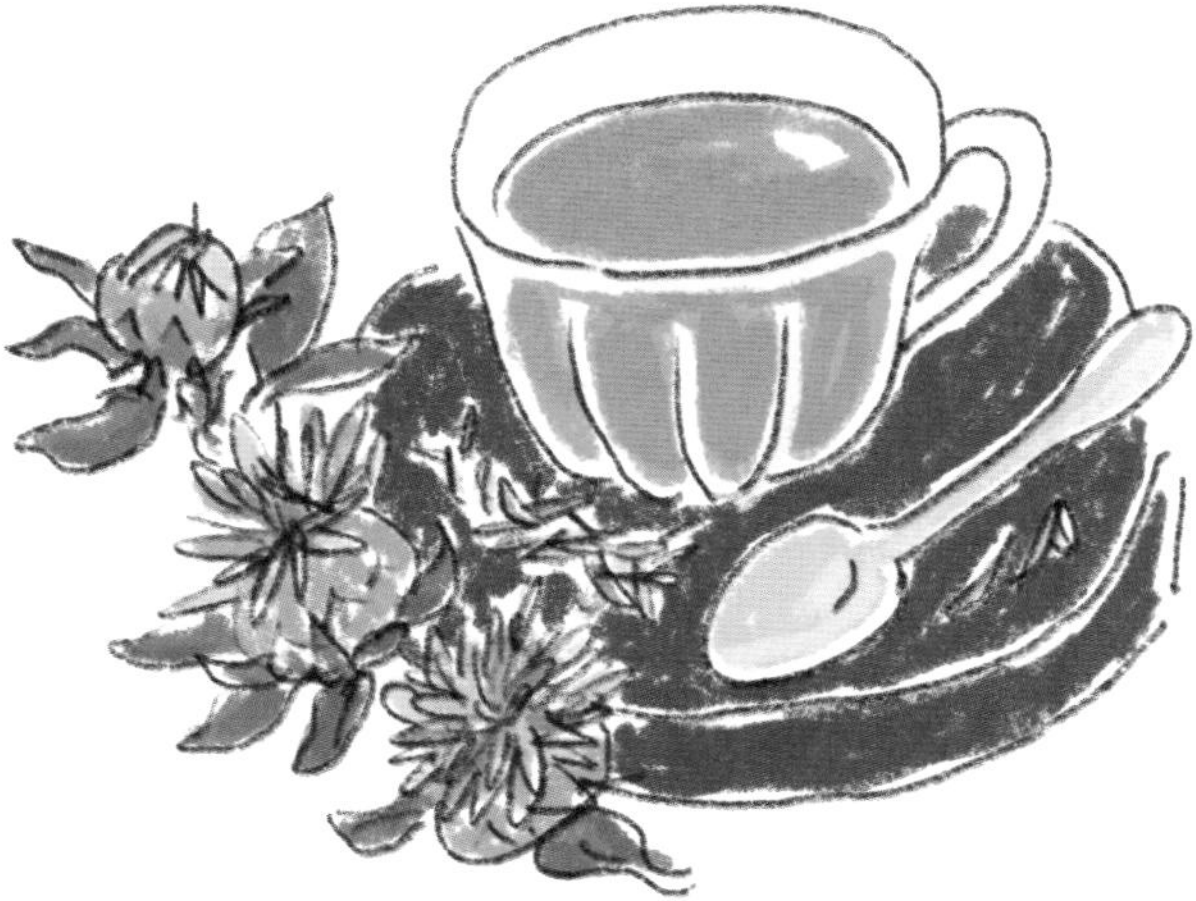

注釈

生理中の人、妊娠中の人は飲まないようにしてください。出血量が増える、あるいは流産につながる可能性があります。ご注意ください。

# 26

## 気滞体質（気の巡りが停滞している）の場合

「気滞体質」には、119ページのチェックシートの項目のほか、気分が晴れない、憂うつな気分になりやすい、胸に圧迫感がある、おなかや脇腹が張る、無意識に深呼吸してしまう、呼吸が浅いなどといった特徴があります。

原因としては、長い間悩んでいることがある、運動不足である、甘いものや脂っぽいもの、味が濃いものをよく食べるといったことが考えられるでしょう。

ずっと座って仕事をしている、または、ずっと立って仕事をしている人もこの体質の可能性があります。

**この体質も、気の巡りが関係しています。**

次のページでご紹介するお茶を飲み、滞っている気を巡らせましょう。

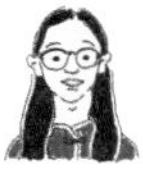

## 気滞体質に当てはまったら、こう考える

119ページのチェックシートで気滞体質に当てはまる人は、気虚体質、陽虚体質、瘀血体質、水滞体質の不調となる複数の項目も重なることが多いです。

この気滞体質を改善していくためには、身体を動かすことが一番理想ですが、身体を動かす余裕がない人は、気の巡りを改善するお茶を取り入れて、バランスを改善していきましょう。

気の巡りが改善されると、ほかの体質も一緒に改善されることが多いので、一石二鳥です。

**気を巡らせるためには、生姜にミントを合わせたお茶がおすすめです。**
生姜とミントの力で、気滞体質を改善していきましょう。

気滞体質をやわらげるお茶

# 生姜+ミントティー

**期待できる効果**

**気を巡らせる／消化を促進する／リラックスさせる**

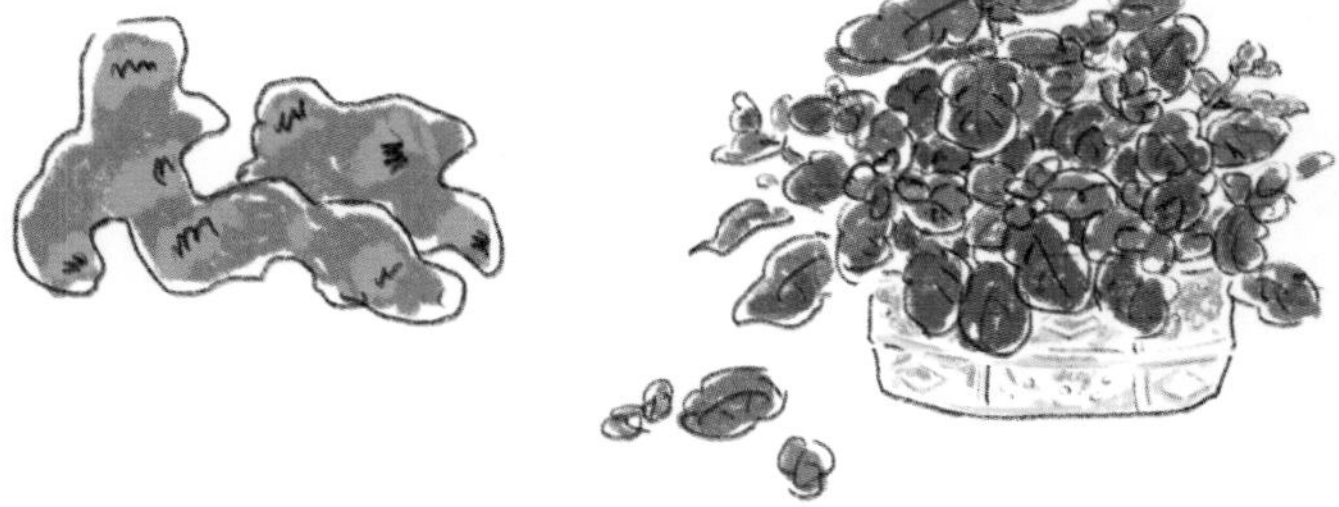

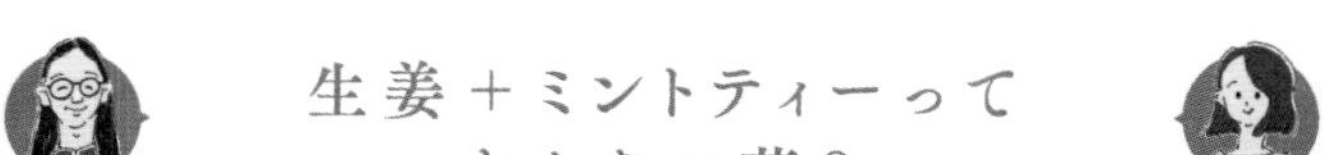

## 生姜＋ミントティーって どんなお茶？

スーッとした爽快感のあるミントには、身体を冷やす、気の巡りを動かすといった効果があります。また、生姜は、身体を温めて、寒気を追い払ってくれます。

生姜とミントを組み合わせたお茶は、身体を温めすぎず冷やしすぎず、お互いをうまくコントロールしてくれるでしょう。

生姜は気血を動かす力があるため、気血が「お休みモード」になっている夜にとるのは控えましょう。

分量目安

ミント１～２枚（またはティーバッグを１包）と生姜スライス２～４枚を急須に入れて、お湯を注ぎ、蒸らしてからお飲みください。

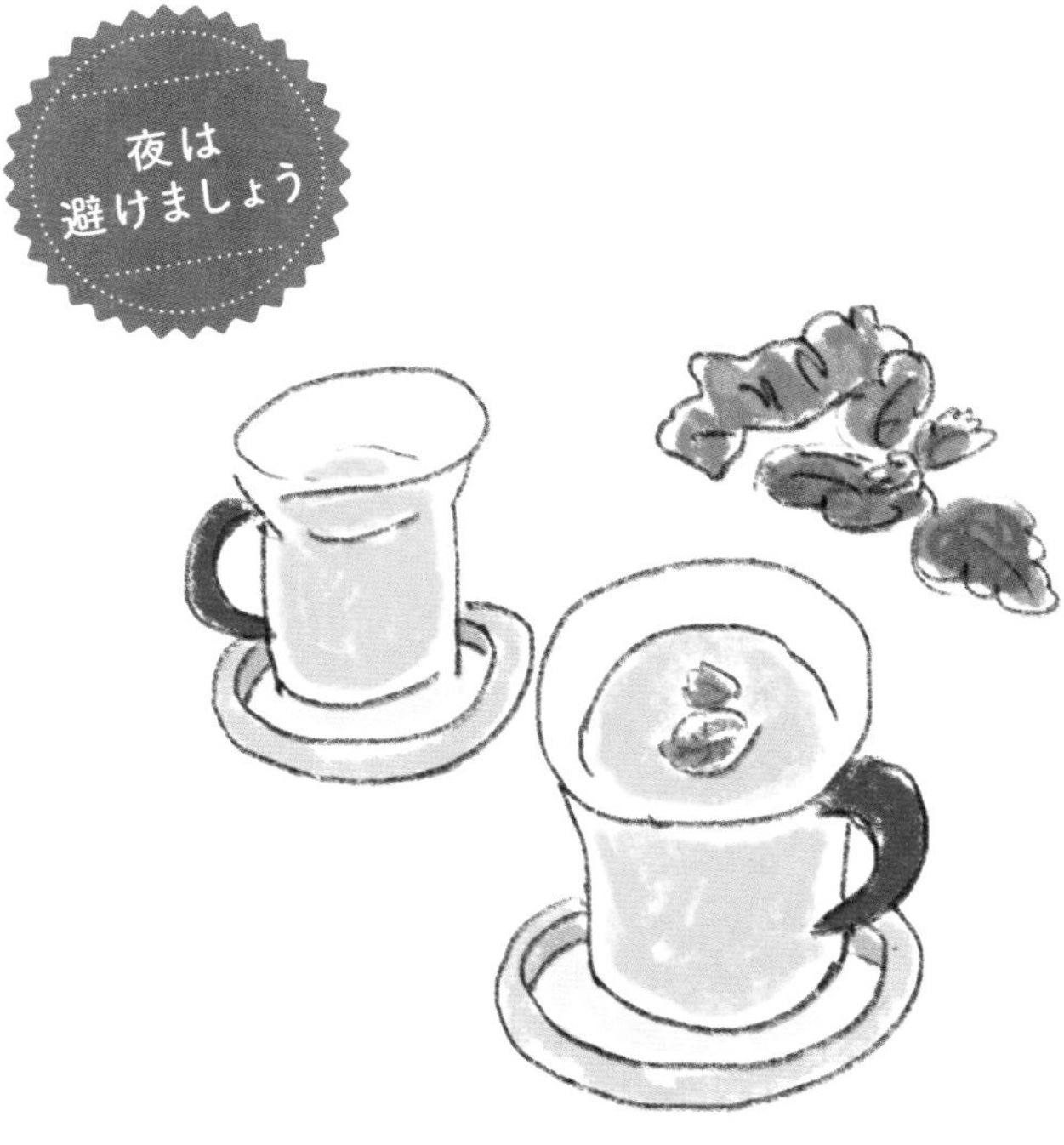


注釈

呼吸が浅いとき、胸の圧迫感が強いときなど、
とにかくつらいときに飲んでください。
1日1～2杯までとして、毎日何杯も飲まないようにご注意ください。

## 27 湿熱体質（湿と熱がこもっている）の場合

「湿熱体質」というのは、複数の体質が混ざったタイプなので、116ページの体質チェック表にはありません。

**この湿熱体質は、飲み会や外食が多い人がなりやすく、特に揚げものとビールの組み合わせを好んで食べる人は要注意です。**

身体にあらわれる特徴として、大便やおならがにおう、口臭が強い、おりものが黄色っぽくて濁っている、おりものの粘り気が強い、便秘気味である、尿が黄色い、疲れやすい、寝ても寝ても眠い、やる気が出ない、体臭が強い、汗がベタベタする、汗が黄ばむ、オイリー肌である、吹き出物ができやすい、膀胱炎になりやすい、舌の苔が黄色いなどといったことがあります。

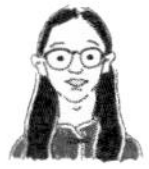

## 湿熱体質に当てはまったら、こう考える

湿熱の湿は、水溜りで、ドロドロ、ベタベタした性質があります。

**これが溜まると胃腸のはたらきが鈍くなって熱が生まれるので、この体質に当てはまるようなら、まずは身体の除湿が大切です。**

湿熱は、飲食の不摂生によって生まれる場合がほとんど。

したがって、まず食生活を見直し、和食に代表するような味の薄い料理を意識して食べるようにしましょう。

また、汗をかくことによって、ある程度、湿を排出することができますが、身体を動かす余裕がない人は、足湯やサウナを利用してみてください。

さらにハトムギ茶を取り入れて、湿の排出を補佐してあげましょう。

# ハトムギ茶

期待できる効果

炎症を抑える／胃腸を労る／水代謝を補佐する

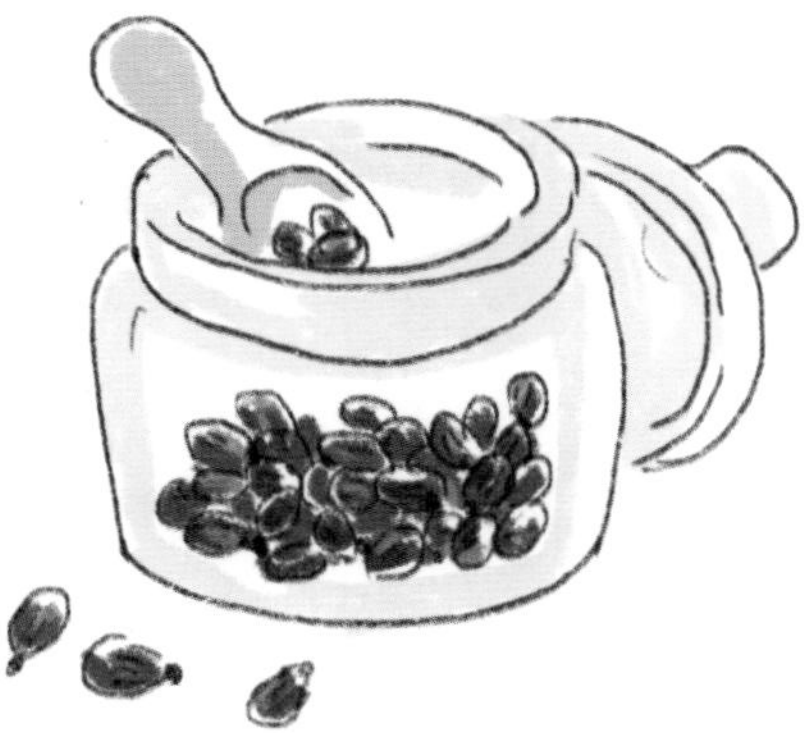

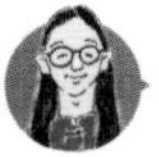

## ハトムギ茶ってどんなお茶？

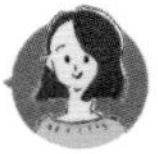

ハトムギ茶は、身体の余分な熱を冷まし、炎症を抑えてくれます。
同時に「健脾」＝胃腸を養い、乱れた食生活で弱った胃腸を整えてくれる効果もあるといわれています。
水代謝を補佐してくれるので、水の排出（尿や体液の排出）をうながすこともできるでしょう。
利尿作用があるため、寝る前に飲むのは避けてください。

| 分量目安 | ハトムギを3～5g（またはティーバッグを1包）を急須に入れて、お湯を注ぎ、蒸らしてからお飲みください。 |
| --- | --- |

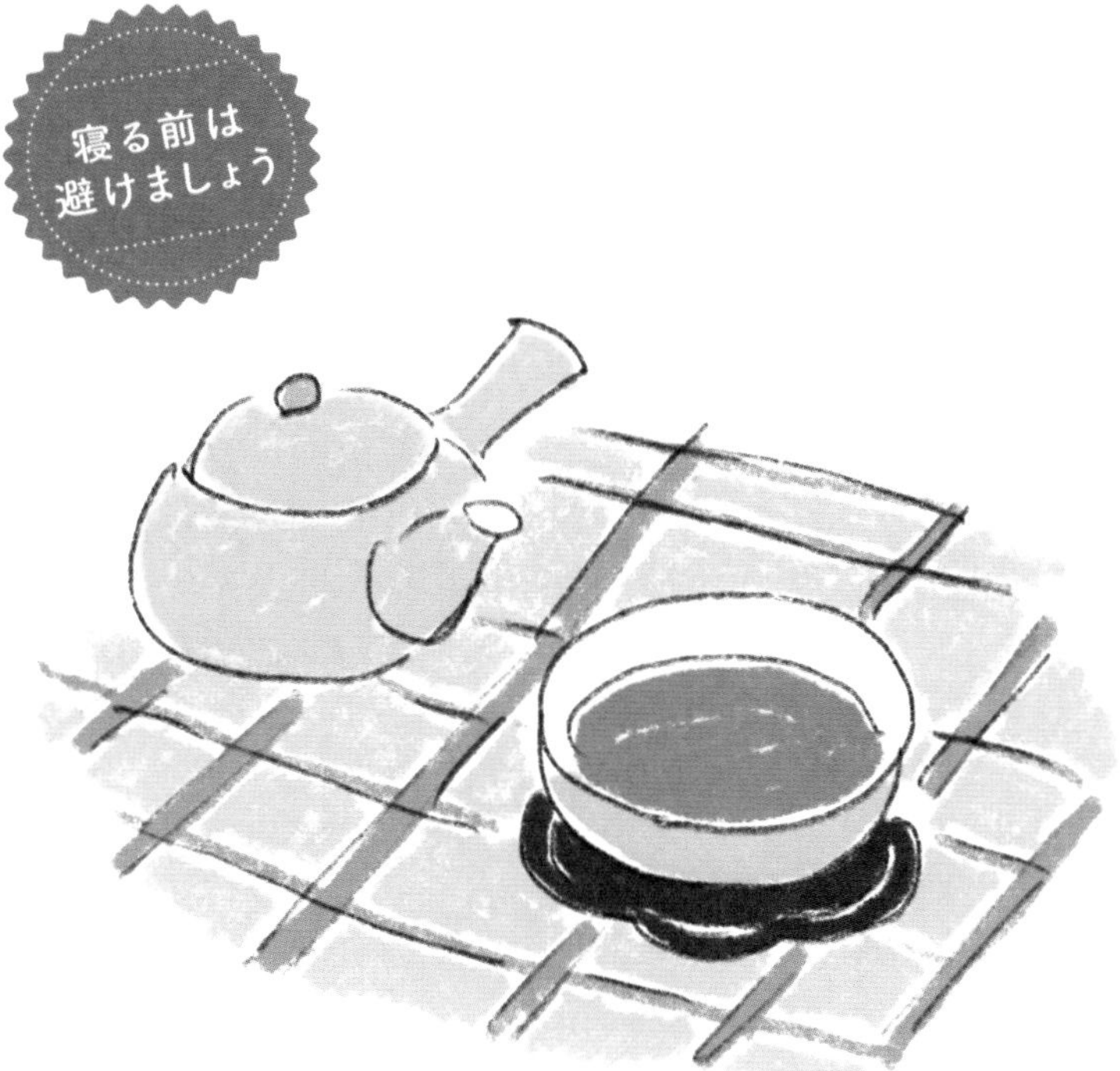

COLUMN

4

# 気・血・水には、どんなはたらきがある？

第3章で登場した「気・血・水」ですが、気というのは、たとえばキャンプで料理をする場合、木があって、網や鉄板があって、食材も揃ったとしても、火をつけないと何もできませんよね。その火が気だと考えてください。

**臓腑があっても、手足や脳があっても、この気がないと身体が機能しません。**

血は栄養やうるおい、精神状態をバランスよく安定させるはたらきがあります。

水（津液）は、身体の潤滑剤とうるおいです。

粘膜、関節、脊髄、涙、汗などになって、身体の内側をうるおしてくれて、関節をスムーズに動かせるようにするはたらきがあります。

第 4 章

# 「気になる痛み」をなくしたい！

## 気血の巡りを意識して、改善していく

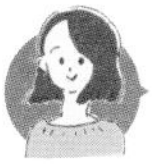

頭が痛い…そんなときに飲むお茶ってありますか？

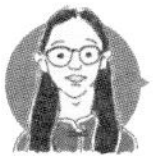

同じ頭痛でも、暑さによる頭痛か、頭が張ったような頭痛かで、おすすめのお茶は変わるものなんです。
第４章では痛みの原因を緩和するお茶を紹介します。自分の痛みのタイプを見つけてお茶の力で改善していきましょう！

# 28 冷えによる生理痛になったとき

「生理痛はあって当然」と思うかもしれませんが、本来は痛みがないのが正常です。

そして、冷えによる生理痛には、先天性と後天性のものが考えられます。

先天性：生まれつき身体が虚弱、あるいは子供のときから寒がりで冷えやすい。

後天性：寒い環境にいる、おしゃれのために薄着で寒さを我慢している、冷たいものや生ものをよく食べる、無理なダイエットをしている（生野菜だけのサラダを食べる、果物だけ食べる、カロリー制限が厳しすぎるなど）。

**どちらにしても、食事や生活習慣によって、身体が熱を作る力が弱くなっています。**

**まずは、生野菜だけのサラダをやめて、蒸し野菜、野菜スープ、野菜炒めなどに変えたり、冷たい水を飲まずに、白湯にするなど、食事を見直しましょう。**

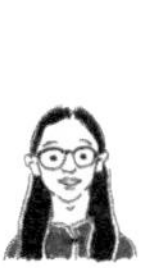

## 冷えによる生理痛になったら、こう考える

先天性、後天性のどちらであっても、気血や陽気（温める力）が不足しているために、下腹部や下半身が冷えてむくみやすく、強い痛みを伴うことが多いものです。

生理痛のときは、薄着をせず、カイロを貼ったり、腹巻きをしたりして、しっかり防寒対策をしましょう。

東洋医学では子宮が冷えていることを「寒宮《かんきゅう》」といいます。

**この「寒宮」を放置すると閉経や不妊にもつながりますので、「寒宮」を改善するために、体内に入り込んだ寒気を追い払って、さらに身体を温めてくれる生姜紅茶を飲んでみてください。**

さらに、黒糖をプラスすると、血を補うことができます。

冷えによる生理痛をやわらげるお茶

# 生姜紅茶＋黒糖

期待できる効果

**身体を温める／血を補う／冷えによる生理痛を緩和する**

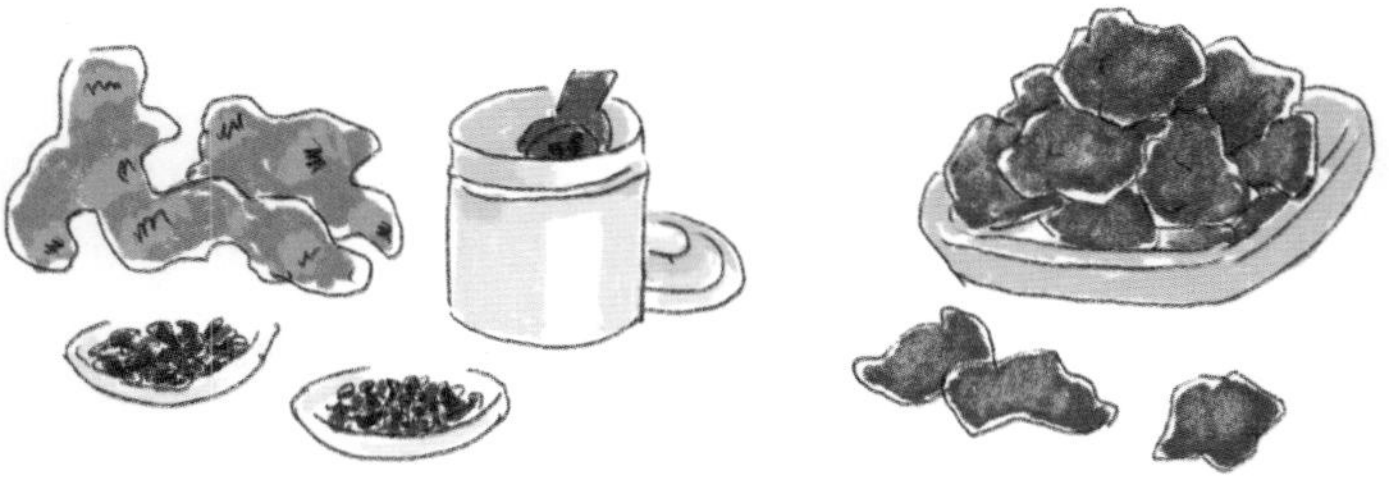



## 生姜紅茶＋黒糖ってどんなお茶？



生姜には身体の内部（おなかのあたり）から温める「温中散寒」という力があり、寒気を追い払う効果があります。また、紅茶には、生姜と同じように身体を温める力があります。

黒糖には温める力と血を補う効果の両方があるので、冷えによる生理痛が続くときは、生姜紅茶に黒糖を加えて飲んでみましょう。生姜は気血を動かす力があるため、気血が「お休みモード」になっている夜にとるのは控えましょう。

| 分量目安 | 生姜スライス3～5枚（またはティーバッグ1包）を急須に入れて、お湯を注ぎ、蒸らしてからお飲みください。<br>お好みで黒糖を加えましょう。 |
|---|---|

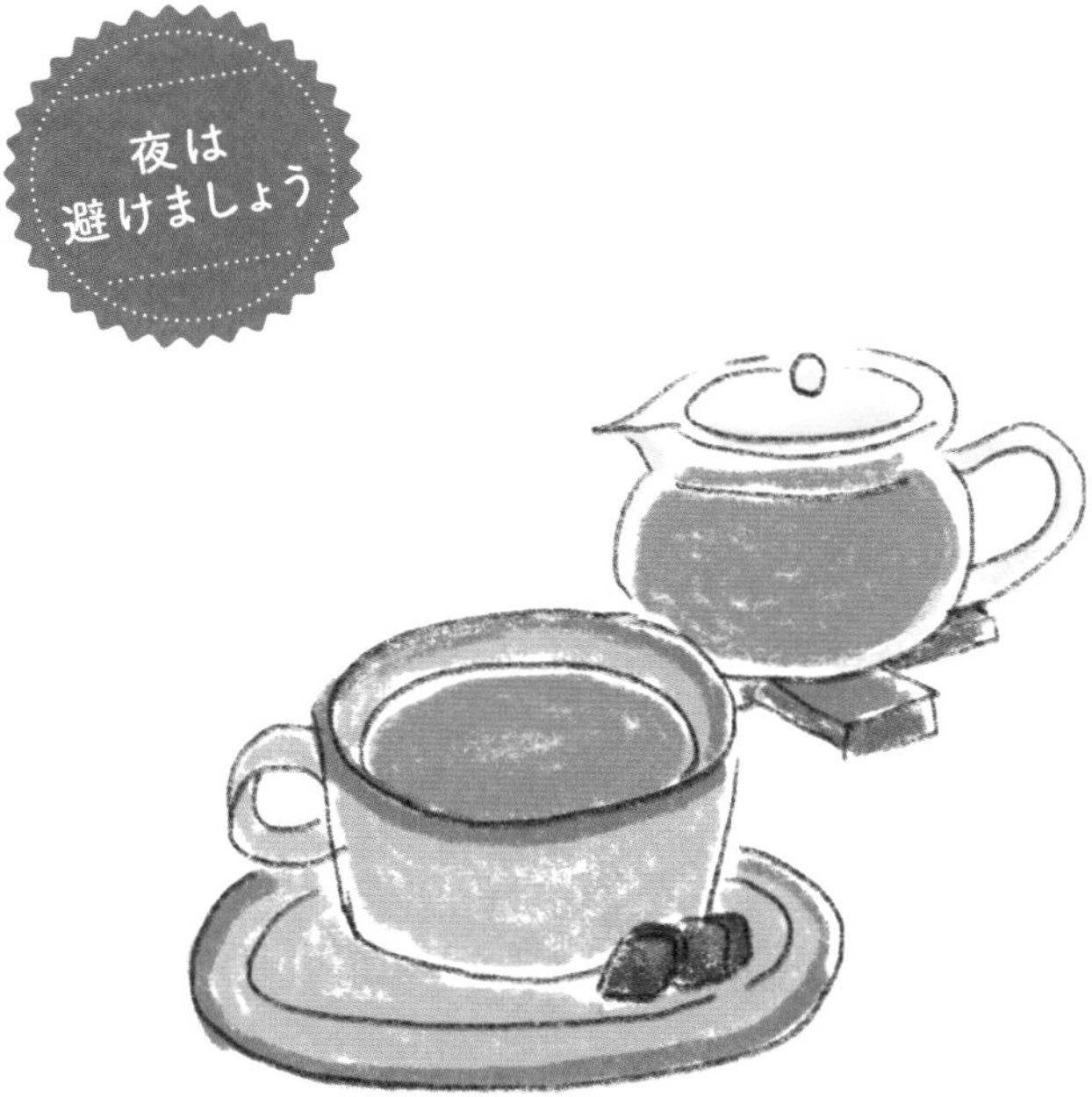


**注釈**

生姜には発汗作用があるので、あまり体力がない人は、少量にする、飲む頻度を減らすなど、調節してください。

よもぎの葉で淹れるよもぎ茶も同じように効果が見込めます。

## 29

## 情緒の乱れによる生理痛になったとき

冷えを原因としない生理痛の場合、情緒の乱れが原因として考えられます。

情緒の乱れとは、つまり、イライラしている、ストレスを抱えている、思い悩んでいる、憂うつな気分になっているといったことです。

**気血の巡りが滞っているため、唇が紫っぽくなっている、目の下のクマがひどい、脇腹や下腹部が張りやすい、下腹部を押すと痛みを感じる、経血の色が赤紫っぽくて、血の塊が出るといった不調も見られます。**

一方で、生活習慣、食事の習慣も関係しています。

まずはストレス発散をして情緒のリセットをするとともに、生活環境や食事を見直しましょう。

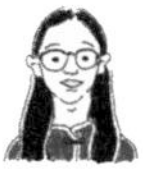

## 情緒の乱れによる生理痛になったら、こう考える

東洋医学では、「氣行則血行、氣止則血止」といって、気が巡っていれば血も巡り、気が滞っていれば血も止まってしまうという言葉があります。

そのため、第1章で紹介した「気鬱」の状態が長引くと「瘀血」になり、「気滞瘀血」の状態に陥ります。

この状態を放置していると、子宮筋腫や乳腺症などにつながる可能性があります。

**ストレス解消をして情緒をリセットすることや、食生活を見直して、温かいものをとることが大事ですが、足りないパワーを補うために、黒豆＋紅花茶を飲むこともおすすめします。**

情緒の乱れによる生理痛をやわらげるお茶

# 黒豆＋紅花茶

**期待できる効果**

**血を補う／胃腸を養う／血行を促進させる**

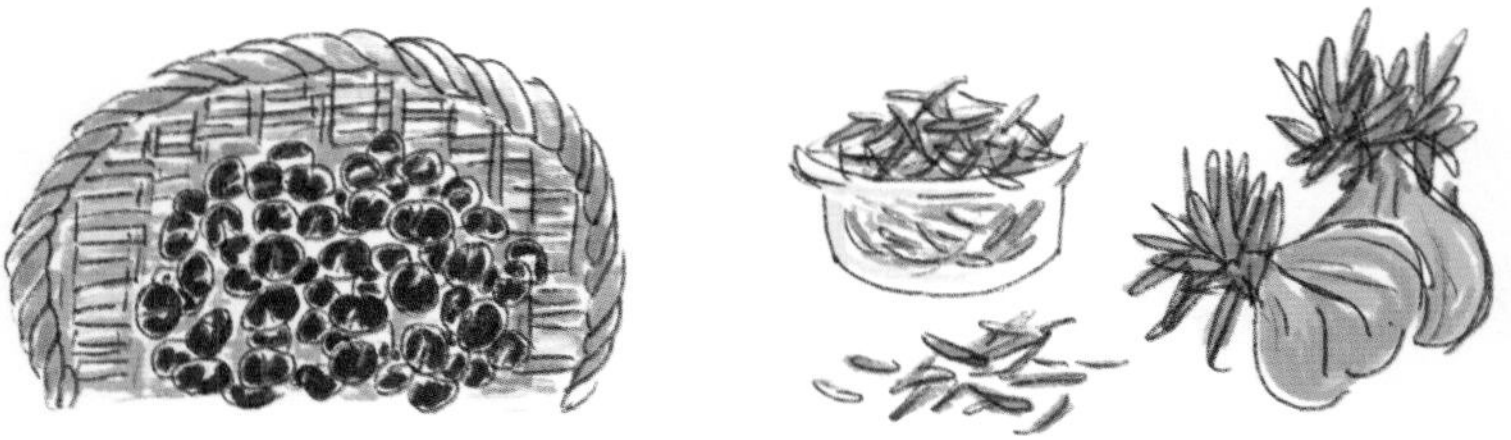

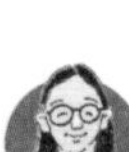

## 黒豆＋紅花茶ってどんなお茶？

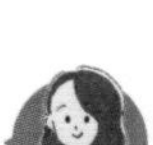

黒豆には「養血《ようけつ》」、紅花には「活血《かっけつ》」といって、血を動かしながら、血の状態を整える効果があると考えられます。
また「補虚《ほきょ》」といって虚弱になっている身体を補う効果が見込めます。
この黒豆に紅花茶を組み合わせることで、腎を養い、足りないパワーを補ってくれます。
季節を問わず、おすすめのお茶です。

| 分量目安 | 黒豆10g、紅花2g（または黒豆のティーバッグ1包、紅花ひとつまみ）を急須に入れて、お湯を注ぎ、蒸らしてからお飲みください。 |
| --- | --- |

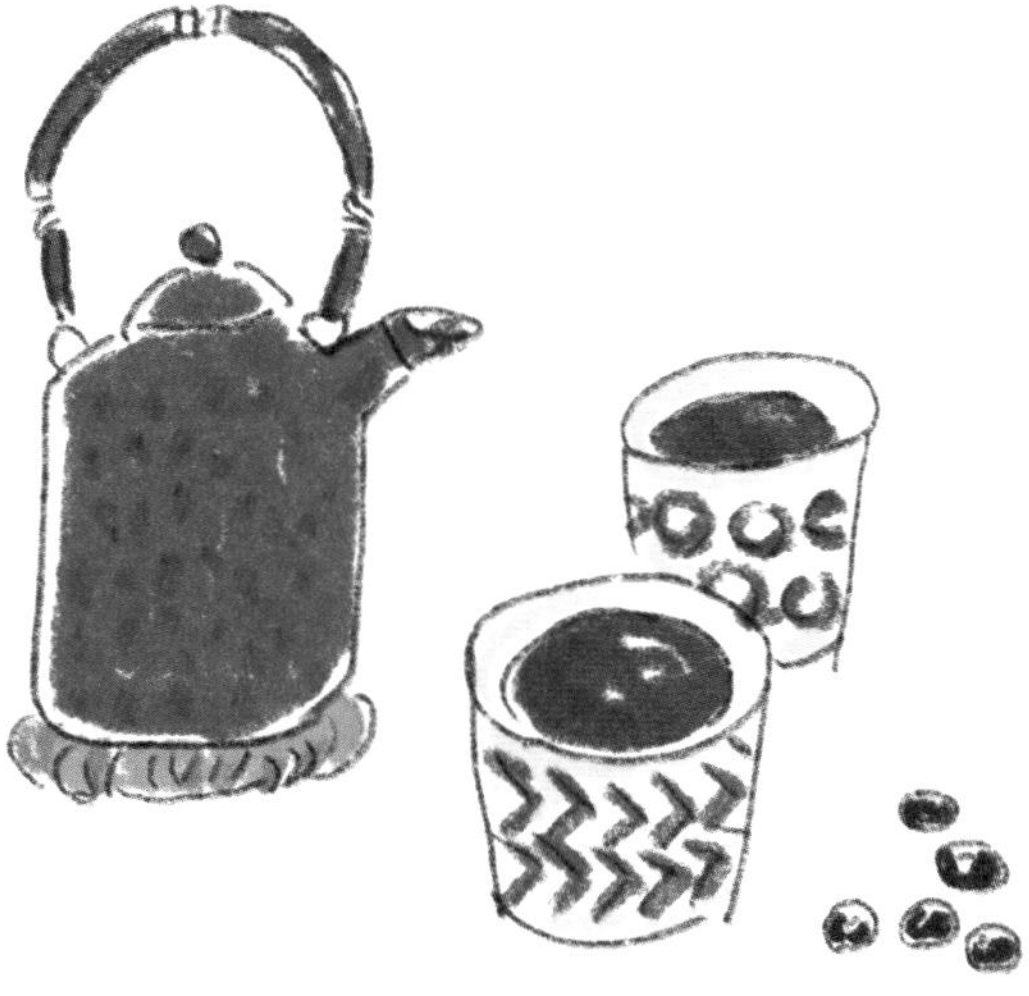

| 注釈 | 生理中は紅花を少なめにして、お茶を淹れるようにしてください。紅花の量が多い場合、経血が増える恐れがありますので、ご注意ください。また、妊娠している人は飲まないようにしてください。 |
| --- | --- |

# 30

## おなかや胸が張って痛むとき

気の流れが滞っていると、おなかや脇腹、胸が張りやすくなります。

**「張る」ことを東洋医学では「気滞」、つまり気の巡りが停滞していて溜まっている状態と捉えています。**

これにともない、食欲が低下する、呼吸が浅くなる、痛みを感じる、ゲップやおならが増えるなどの不調もあらわれるかもしれません。

原因としては、冷たいもの、生もの、脂っぽいものを食べすぎた、思い悩む状態や憂うつな状態が長期的に続いている、芋類や大豆類を食べすぎてガスが大量発生している、運動不足である、おなかが冷えてしまった、よく寒い環境にいるなどといったことが考えられるでしょう。

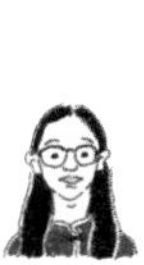

## おなかや胸が張って痛くなったら、こう考える

気が滞る原因は、運動不足、情緒の乱れ、胃腸の冷えです。

運動不足なら、身体を動かすことで改善されます。

情緒が落ち着かないという人はひとりで悩みすぎないように、人に話すようにしましょう。

**そして、気の流れを改善するために、陳皮茶とジャスミン茶をブレンドしたお茶を飲んでみてください。**

気の巡りをよくする効果のほか、陳皮茶が身体を温めてくれ、ジャスミンの香りが気分をリフレッシュしてくれます。

気滞によるおなかや胸の痛みも改善されるでしょう。

おなかや胸の痛みをやわらげるお茶

# 陳皮茶＋ジャスミン茶

期待できる効果

気の流れを巡らせる／消化を促進させる／痛みを緩和する

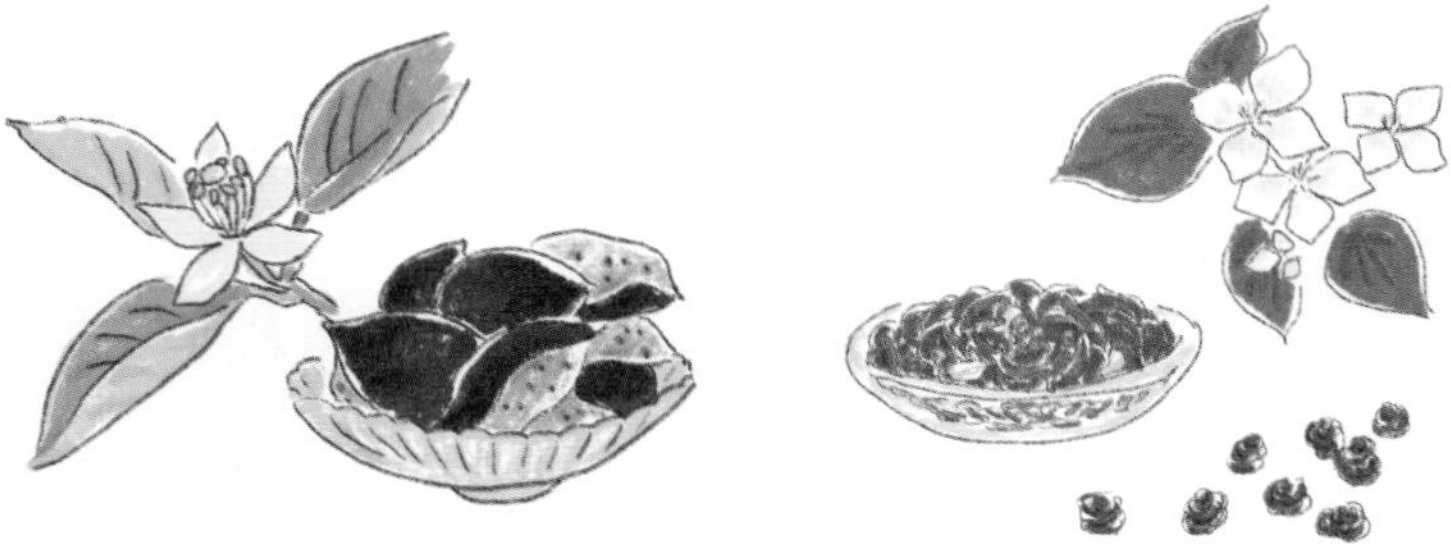

## 陳皮茶＋ジャスミン茶ってどんなお茶？

陳皮とはみかんの皮を陰干しにして3年以上経過させたもののこと。陳皮茶は滞っている気の流れを巡らせます。

また、ジャスミン茶にはリラックス効果があり、痛みを緩和する効果があります。

陳皮茶とジャスミン茶を合わせることで、うるおいを与えて気を活発化させるので、デトックス効果・美肌効果も期待できます。

分量目安

陳皮茶3g、ジャスミン茶5g（またはティーバッグ1包）を急須に入れて、お湯を注ぎ、蒸らしてからお飲みください。

どんな時期もおすすめ

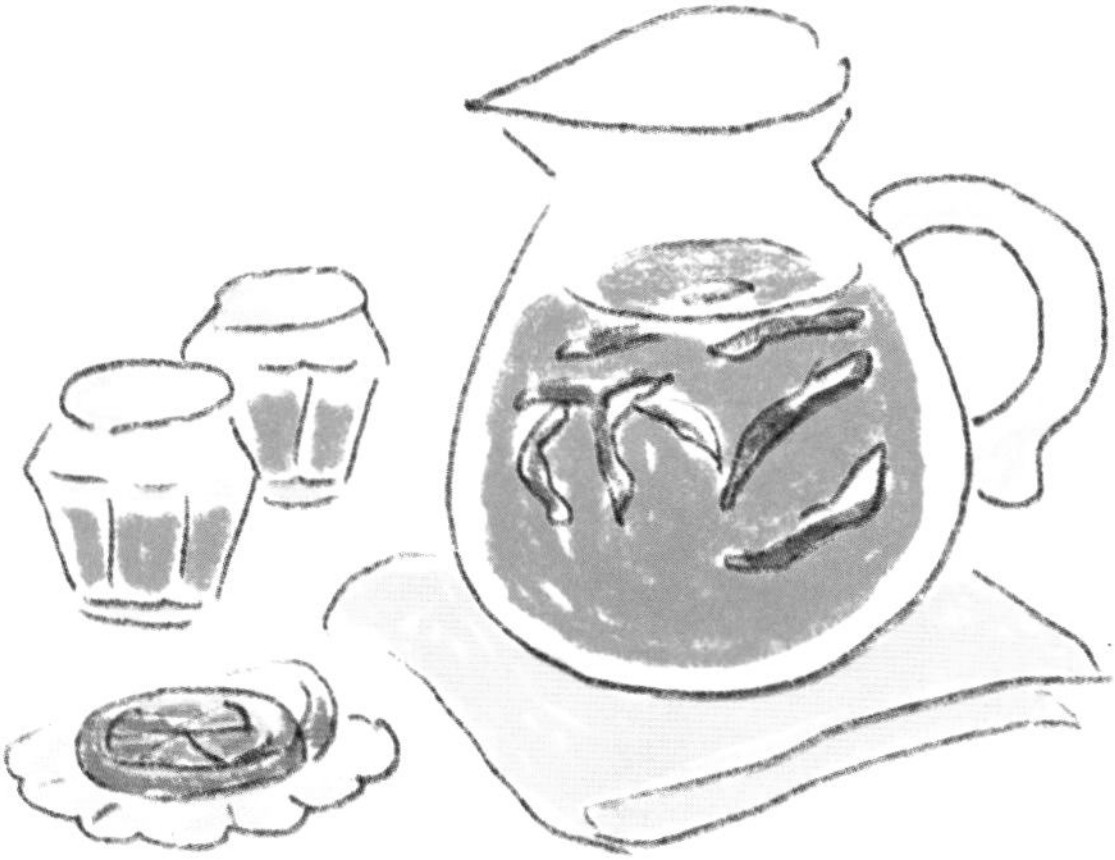

## 31／消化不良でおなかが痛むとき

ホテルのビュッフェやスイーツバイキング、焼き肉の食べ放題。

普段は腹八分目なのに、食べ放題となると元を取ろうとして、無理をして食べすぎてしまう。

**「おなかいっぱい」になるだけではなく、ひどい場合は、胃腸の許容範囲をオーバーして、消化不良で腹痛を起こしてしまうこともあるでしょう。**

乳製品や甘いもの、脂っぽいもの、揚げもの、冷たいものを食べすぎていることも原因かもしれません。

特に、ふだん胃腸が弱い人、軟便気味な人、下痢気味な人は気を付けてください。

次のページでは、そんなときに強い味方となってくれるお茶をご紹介します。

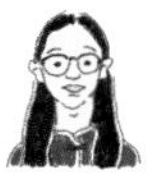

## 消化不良で腹痛になったら、こう考える

食べすぎている状態になると、消化に関わっている肝と脾の気がうまく流れず、腹痛を引き起こします。

**この状態を東洋医学では「食積《しょくせき》」といって、食べものが積み上がって詰まっている状態と捉えます。**

しかも、食べものが蓄積するだけではなく、気の流れも詰まっています。

「食積」状態のときは、詰まった気が、吐き気、ゲップ、しゃっくりの状態となってあらわれることがあります。

したがって、「食積」の状態のときは、滞った気の流れを改善しながら、消化を促進してくれるブッシュカン茶がおすすめです。

消化不良による腹痛をやわらげるお茶

# ブッシュカン茶

**期待できる効果**

**身体を温める／気の巡りをよくする／吐き気を緩和する**

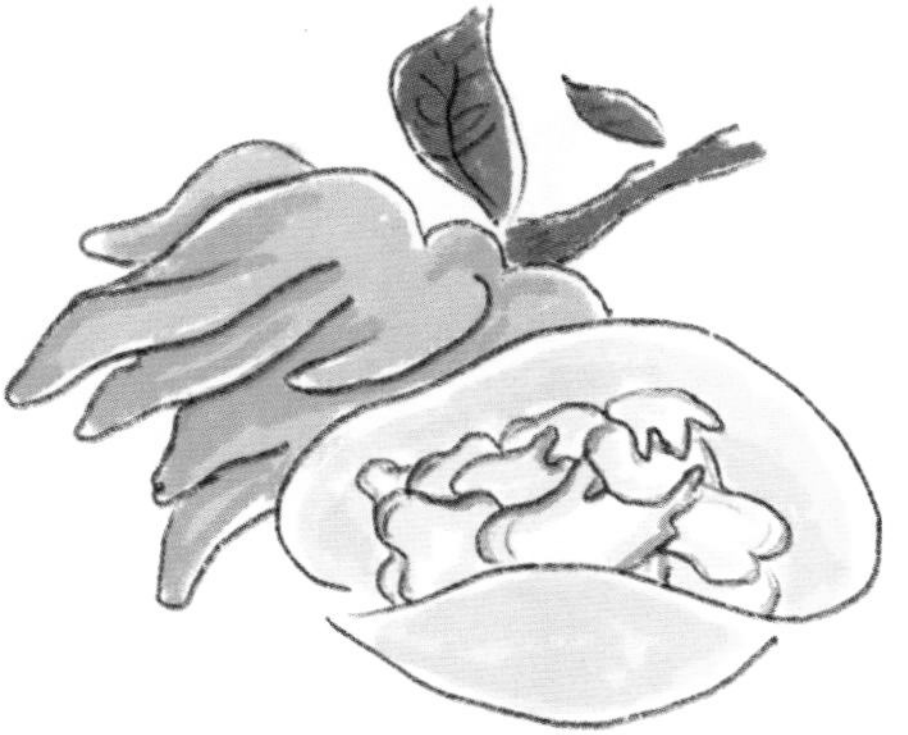

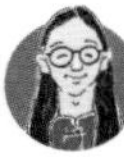 ブッシュカン茶ってどんなお茶？ 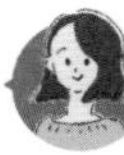

ブッシュカンは、果実の先が仏様の手の指のように細くわかれていることから、漢字で「仏手柑」と書きます。

温属性なので、冷え性の人も飲むことができ、また「理気和中《りきわちゅう》」＝気の巡りをよくして、身体の中心であるおなかを調和してくれます。

さらに、胃のはたらきを補佐して吐き気を防止したり、嘔吐を止めたりする効果もあるといわれています。

| 分量目安 | ブッシュカン2〜4g（または小さじ1杯）を急須に入れて、お湯を注ぎ、蒸らしてからお飲みください。 |
|---|---|

どんな時期もおすすめ

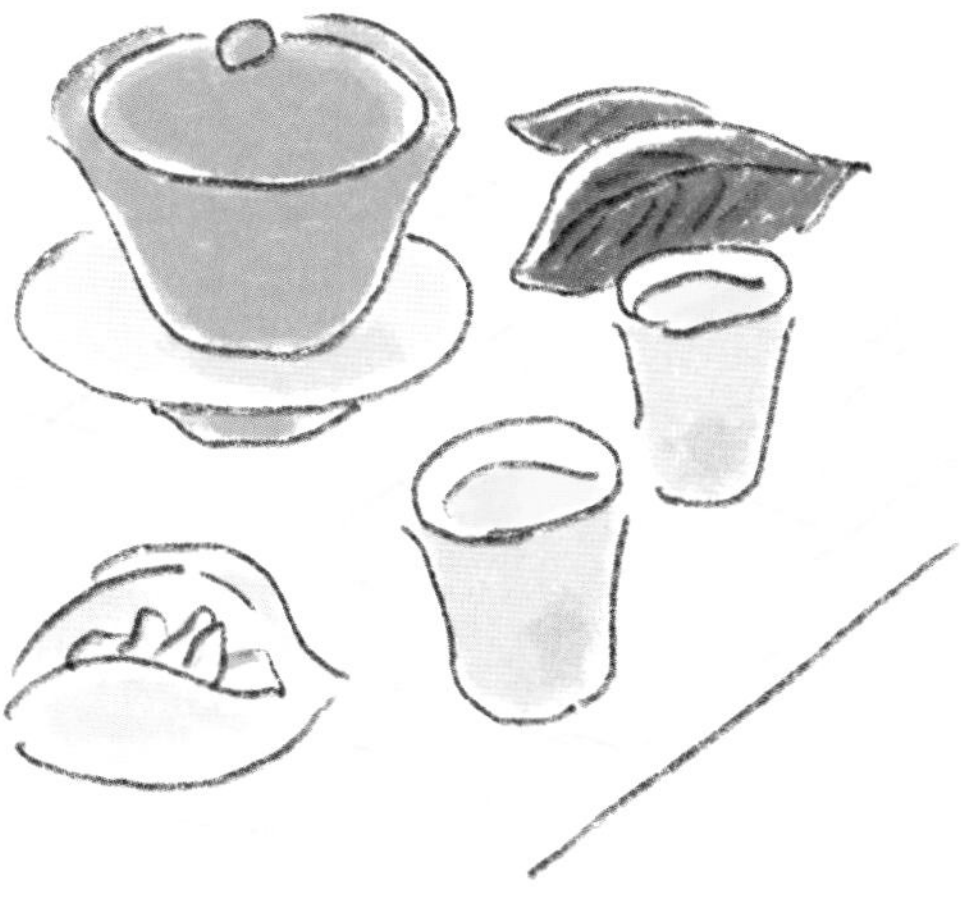

注釈　お好みで、緑茶とブレンドしてもいいでしょう。

## 32 暑さで頭が痛むとき

梅雨や夏の時期になるとほてりやすい人、頭に熱がこもったように痛む人、熱中症になりやすいという人は、暑さが原因です。

また、更年期前後の女性はホットフラッシュといって頭痛になりやすい傾向があります。

天気や気温の影響のほかに、体内に湿気が溜まっている、うるおいが不足している、頭を使いすぎているなどといったことも原因として考えられます。

**こんなとき、冷え性だからと身体を温めるものばかりを取り入れると、さらに不調を引き起こすかもしれません。**

次のページで、暑さで頭が痛むときにおすすめのお茶をご紹介します。

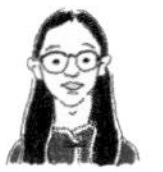

## 暑さで頭が痛くなったら、こう考える

暑さを原因とする頭痛の場合は、ネッククーラーや冷たいタオルなどで首元を冷やして緩和しましょう。

汗をかいている場合は、こまめに水分補給をおこなう必要がありますが、急に冷たい水を飲むと血管が収縮して頭痛が悪化する可能性があるので、冷たい水ではなく、常温の水を飲むようにしましょう。

日差しが強い日ならば、日傘や帽子を活用して、日差しを避けることも重要です。

**それでも頭の熱が収まらなかったら、「消暑」効果があり、夏の暑さを解消してくれるキンセンカ茶を取り入れて、頭の熱を冷ましましょう。**

# キンセンカ茶

期待できる効果

熱を冷ます／むくみを緩和する／肌質を改善する

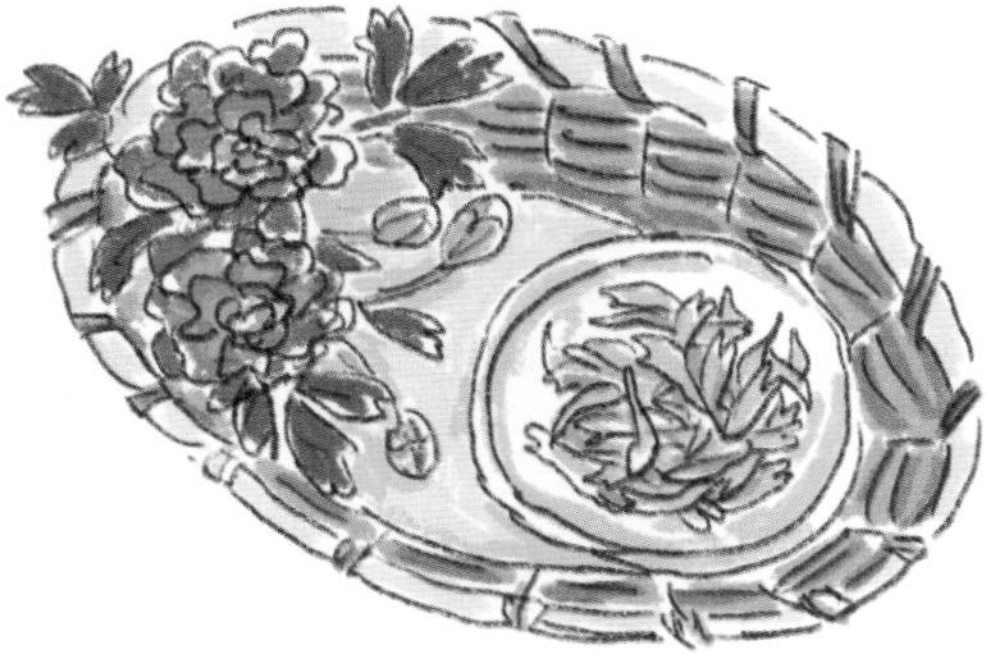

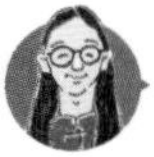

## キンセンカ茶ってどんなお茶？

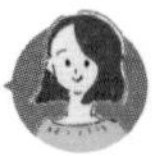

オレンジ色の明るい花を咲かせるキンセンカは、別名「マリーゴールド」とも呼ばれます。昔から健康にいいとされ、ハーブや薬草として用いられてきました。
このキンセンカには、「消暑解毒《しょうしょげどく》」といって、夏の暑さを緩和し、熱を冷ましてくれる効果があるとされています。
また、水捌けをよくして、むくみを緩和するほか、美肌効果も期待できます。

分量目安

キンセンカの葉1～3 g（または小さじ1杯）を急須に入れて、お湯を注ぎ、蒸らしてから飲みください。

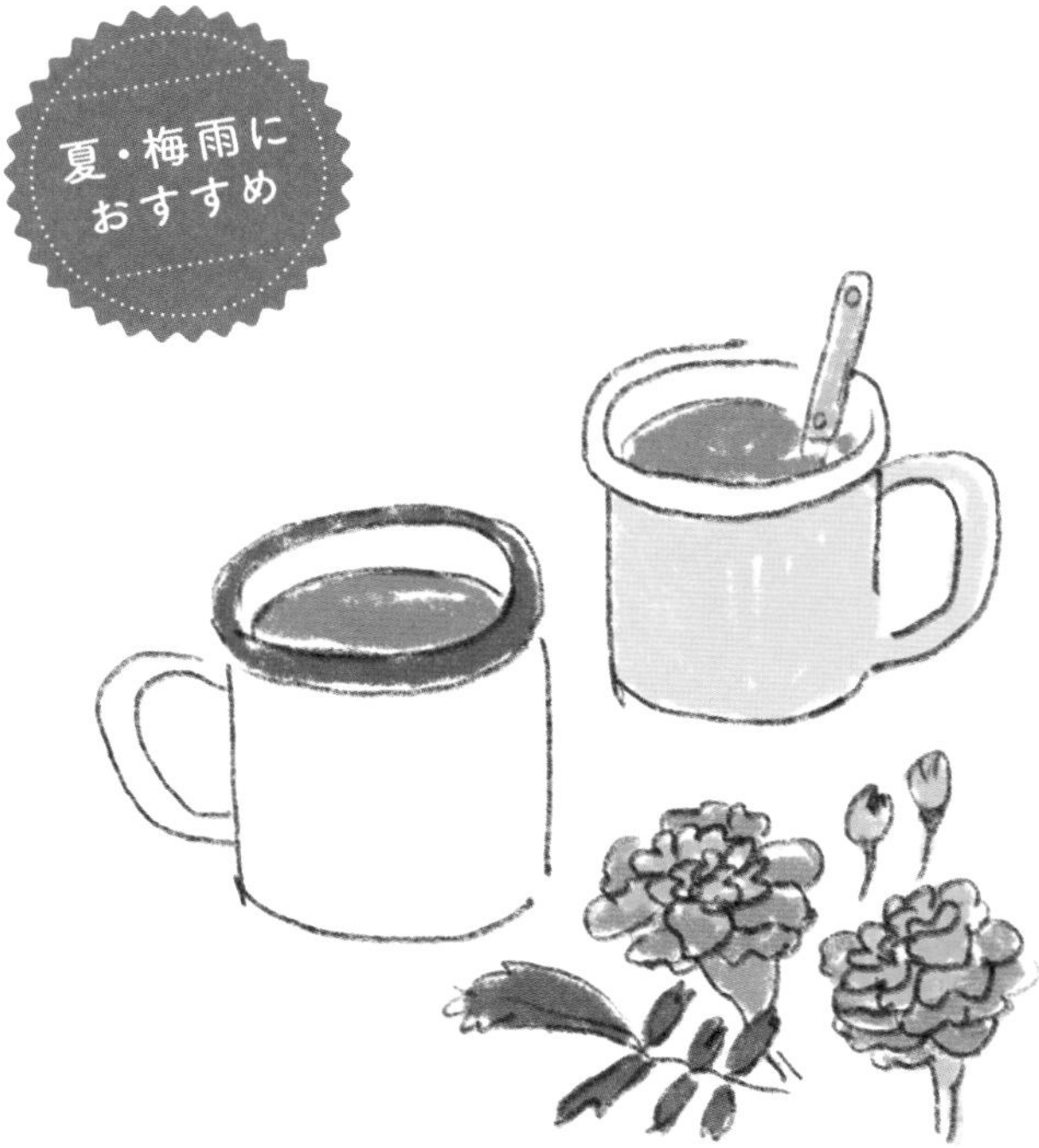


注釈

冷え性の人、下痢気味の人、妊娠中の人、生理中の人はなるべく控え、飲みすぎないようにしてください。

## 33／頭が張ったように痛むとき

「頭が張ったような頭痛」は20～40代の女性に多く、気圧の変化やストレス、目や脳の酷使によって引き起こされると考えられています。

明確な原因がわからないために、「偏頭痛だから時間が経てば治る」と思っている人もいるかもしれません。

東洋医学では、張っている＝滞っていると捉えることが多いので、「頭が張ったように痛いな」と思ったら、少し身体を動かして外の空気を吸うようにしてください。

**市販されている痛み止めの薬を服用する人もいますが、最近では薬に頼りたくない人が増えており、レモングラスをはじめとした頭痛を緩和するハーブティーが人気です。**

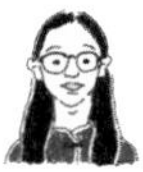

## 偏頭痛になったら、こう考える

東洋医学では、「肝陽」＝肝の陽気が頭に上って詰まっていることが偏頭痛の原因のひとつだと考えています。

特に、緊張状態が長く続いている、長期的にストレスを抱えているという人は偏頭痛に悩まされやすいでしょう。

**そして、東洋医学の薬学書によると、「清熱効果」があるレモングラスは、頭に上った熱を解消し、痛みをやわらげてくれるとされています。**

また、レモングラスの爽やかな香りは情緒を落ち着かせ、緊張をほぐしてくれるので、ストレスが溜まっているときや、リフレッシュが必要なときにもおすすめです。

偏頭痛をやわらげるお茶

# レモングラス茶

**期待できる効果**

**精神を落ち着かせる／気を巡らせる／痛みを緩和する**

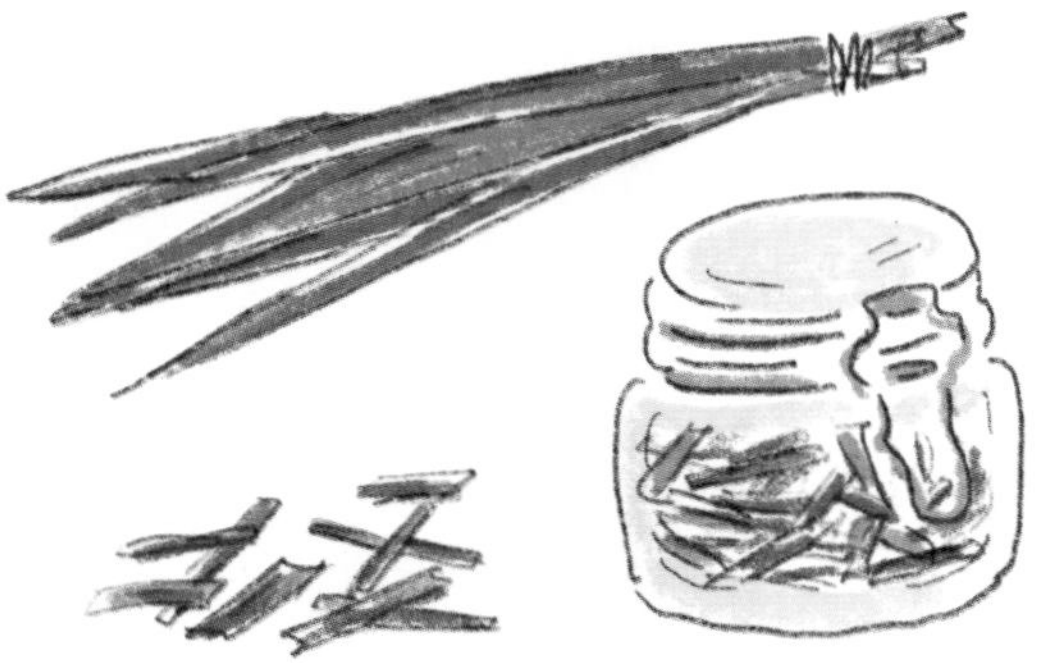

## レモングラス茶ってどんなお茶？

爽やかに香るレモングラスは、精神状態を落ち着かせてくれます。また、寝る前にレモングラス茶を飲むと、睡眠の質が上がるともいわれます。

「利水消腫《りすいしょうしゅ》」＝むくみを解消し、湿気による痛みを緩和する効果があるといわれているため、湿気が強い梅雨や夏の時期におすすめです。そして、気を巡らせる効果があるので、肝気が暴れやすい春の時期にもいいでしょう。

| 分量目安 | レモングラスの葉2～4g（またはティーバッグ1包、もしくはレモングラス小さじ2～3杯程度）を急須に入れて、お湯を注ぎ、蒸らしてからお飲みください。 |
| --- | --- |

梅雨・夏におすすめ

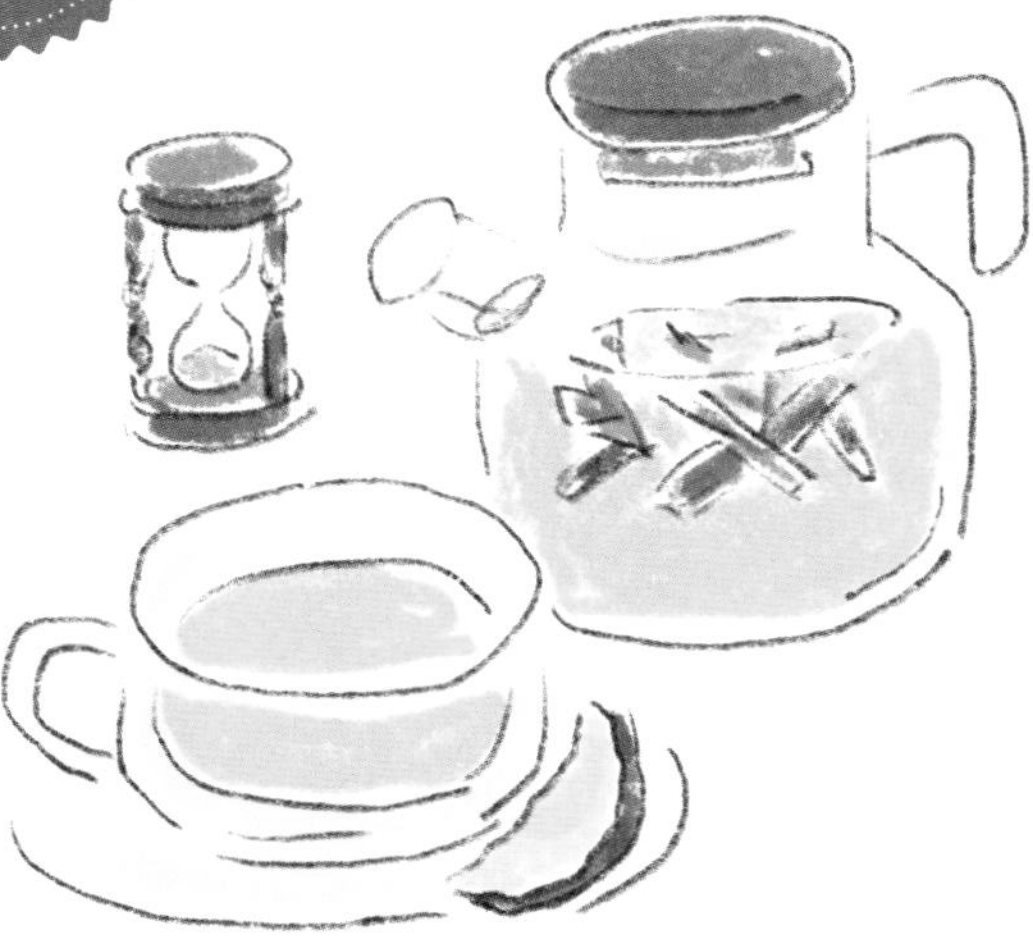

| 注釈 | お好みで、リンゴのドライフルーツを入れてもいいでしょう。<br>妊娠中の人や授乳期間中の人は、担当医に相談のうえ、飲むようにしてください。 |
| --- | --- |

# 34 ストレスで歯茎が痛むとき

ストレス社会と呼ばれる現代においては、イライラや不眠によって歯茎が痛んだり、目が充血したり、疲れやすかったりするなどと、さまざまな不調があらわれがちです。

**疲れているのになかなか眠れない、寝たのに寝た気がしない状態が続くと、歯茎が腫れ、傷みやすくなります。**

これには、スマホ・パソコン・タブレットを使いすぎている、常に乾燥していて暑い場所にいる、揚げものやからいもの、味が濃いものや脂っぽいものを好んで食べるなど多数の原因が考えられますが、ストレスで歯茎が痛む場合、東洋医学では「心の火」が関係していると考えます。

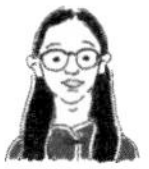

## ストレスで歯茎が痛んだら、こう考える

心の火は、私たちの身体の陰陽バランスを保ち、ほかの五臓と連携を取るために必要不可欠なものです。

正常であれば問題ありませんが、過剰に燃えてしまうと、睡眠障害が悪化したり、怒りやすくなったりしてしまいます。

**そのため、心の火を落ち着かせる効果があるハイビスカスを取り入れて、まず心の火を鎮め、イライラや不眠などのストレスを原因とした歯茎の痛みを緩和させましょう。**

ただし、ハイビスカスには身体を冷やす力がありますので、不調が落ち着いたら飲む回数や頻度を減らすか、飲むこと自体を控えるようにしてください。

ストレスによる歯茎の痛みをやわらげるお茶

# ハイビスカス茶

期待できる効果

**心の熱を冷ます／身体をうるおす／胃腸のはたらきを補佐する**

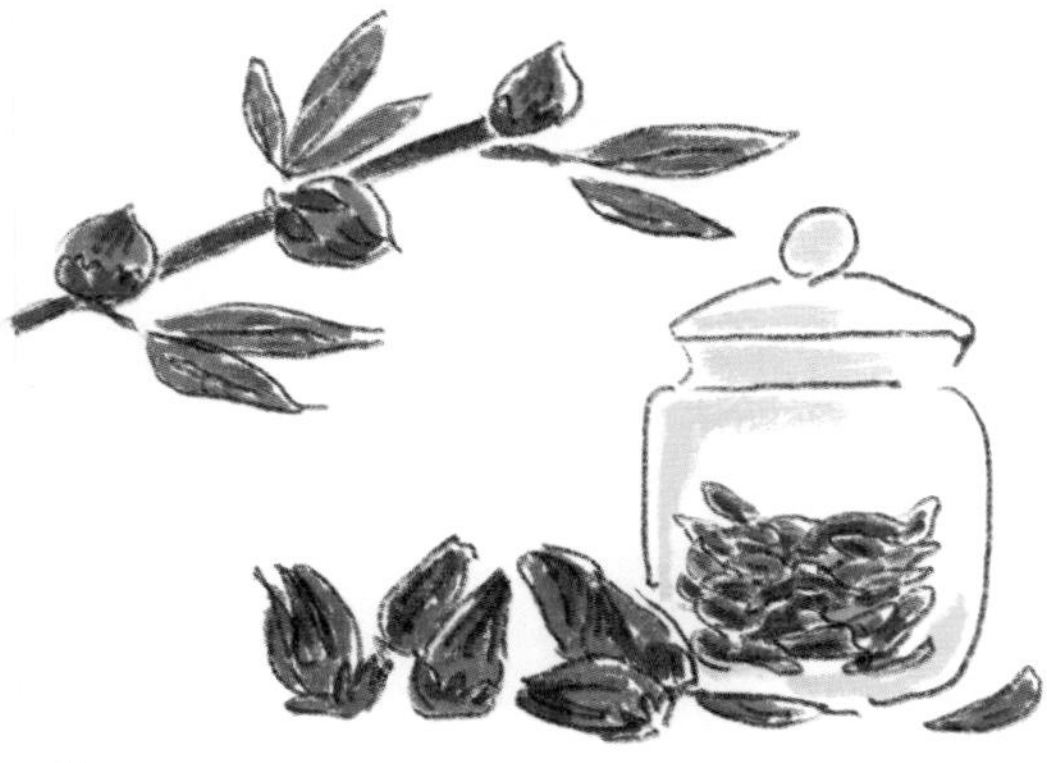

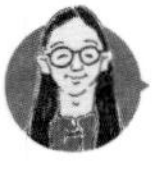

## ハイビスカス茶ってどんなお茶？

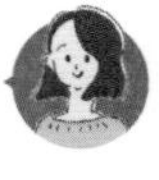

ハイビスカス茶は、別名「ローゼル茶」とも呼ばれ、美肌効果があることで知られています。
東洋医学では、心の余分な熱を取り除く効果や、うるおいを補い、咳を止める効果、胃腸のはたらきを補佐することで、排尿をうながす効果も見込めます。
心を原因とした歯茎の痛みは、心の火を落ち着かせることで改善させましょう。季節を問わず、おすすめのお茶です。

| 分量目安 | ドライのハイビスカス2〜4g（または小さじ1杯）を急須に入れて、お湯を注ぎ、蒸らしてからお飲みください。 |
|---|---|

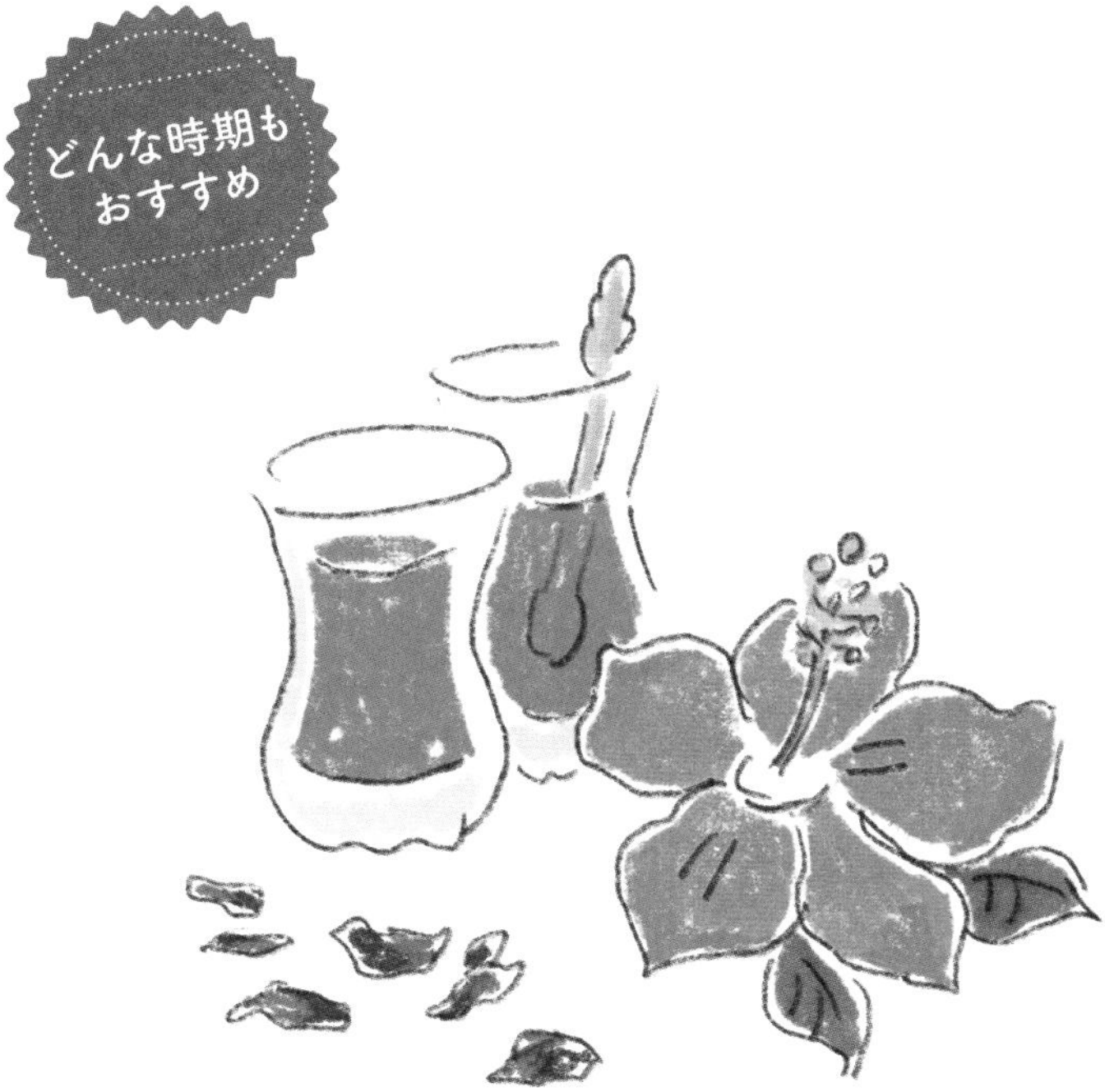


| 注釈 | 空腹時を避けて飲みましょう。冷え性の人、下痢気味の人、妊娠中の人、生理中の人はなるべく控え、飲みすぎないようにしてください。デスクワークが多い人には、バラ花とのブレンドがおすすめです。 |
|---|---|

# 35

## 喉が痛むとき

濃い味のもの、スナック菓子を食べすぎると、喉が痛くなりやすいものです。

また、秋冬に喉風邪を引いて喉が腫れたりすることもあるでしょう。

**ひどい場合は、何も食べていないのに口のなかに生臭いにおいがしたり、痰が多くなったり、喉が出血したりしてしまいます。**

このほかにも、喉が痛む原因としては、長期的に乾燥している環境にいる、タバコをよく吸っている、頻繁に夜更かしをしている、大声で話すことが多いなどといったことが考えられます。

人前で大声を出さなければならない学校の先生や、セミナー講師、サービス業で話すことが求められる人も、この症状には注意しましょう。

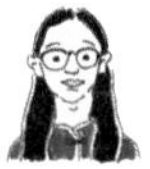

## 喉の痛みを感じたら、こう考える

東洋医学において、急な喉の痛みは「肺熱」と考えます。

肺は、五臓の中で唯一、鼻と喉を通して外部とつながっているので、傷つきやすく、東洋医学では「お嬢様」と呼ばれています。

肺は乾燥に弱く、乾燥すると火事になって熱がこもりやすく、「肺熱」となり、喉の炎症につながります。

**ですので、喉が腫れて痛いときは、肺の熱を取ってくれて、炎症を抑えてくれるドクダミ茶が最適です。**

同時に、喉を労るように、ふだんから食生活にも気をつけるようにしてください。

喉の痛みをやわらげるお茶

# ドクダミ茶

期待できる効果

**身体の熱を冷ます／炎症を抑える／デトックスする**

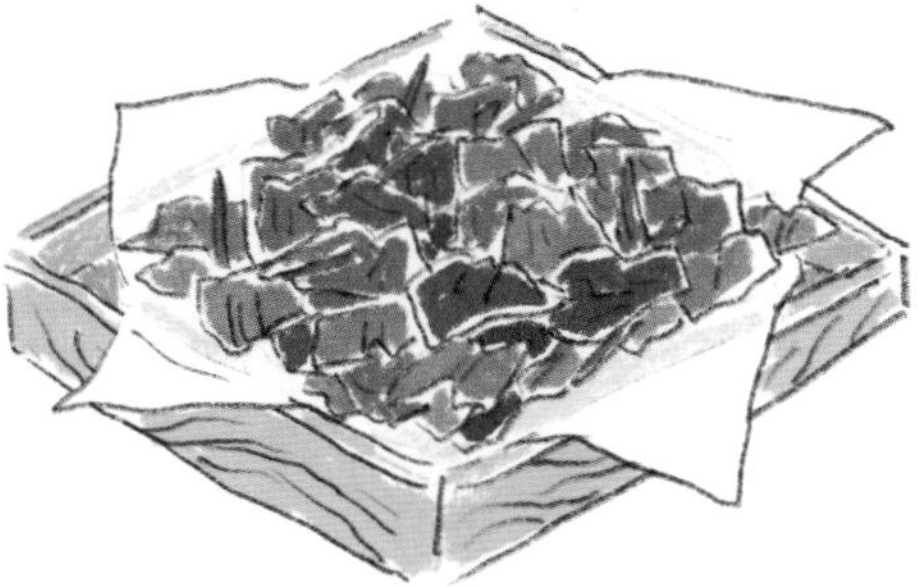

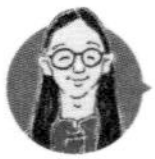

## ドクダミ茶ってどんなお茶？

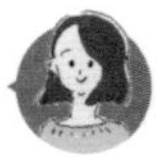

ドクダミ茶は昔から万能薬として使われてきましたが、「清熱解毒」＝肺の熱に特化した力があり、肺熱を冷ましてくれます。

特に秋は乾燥によって肺熱になりやすいため、肺熱の不調があらわれたら、ぜひ飲んでみてください。余分な水分や毒素を排出するデトックス効果も期待できるので、数日飲み続けることで熱による炎症や不調を緩和できるでしょう。

**分量目安**

ドクダミの葉１～３g（またはティーバッグ１包）を急須に入れて、お湯を注ぎ、蒸らしてからお飲みください。

秋におすすめ

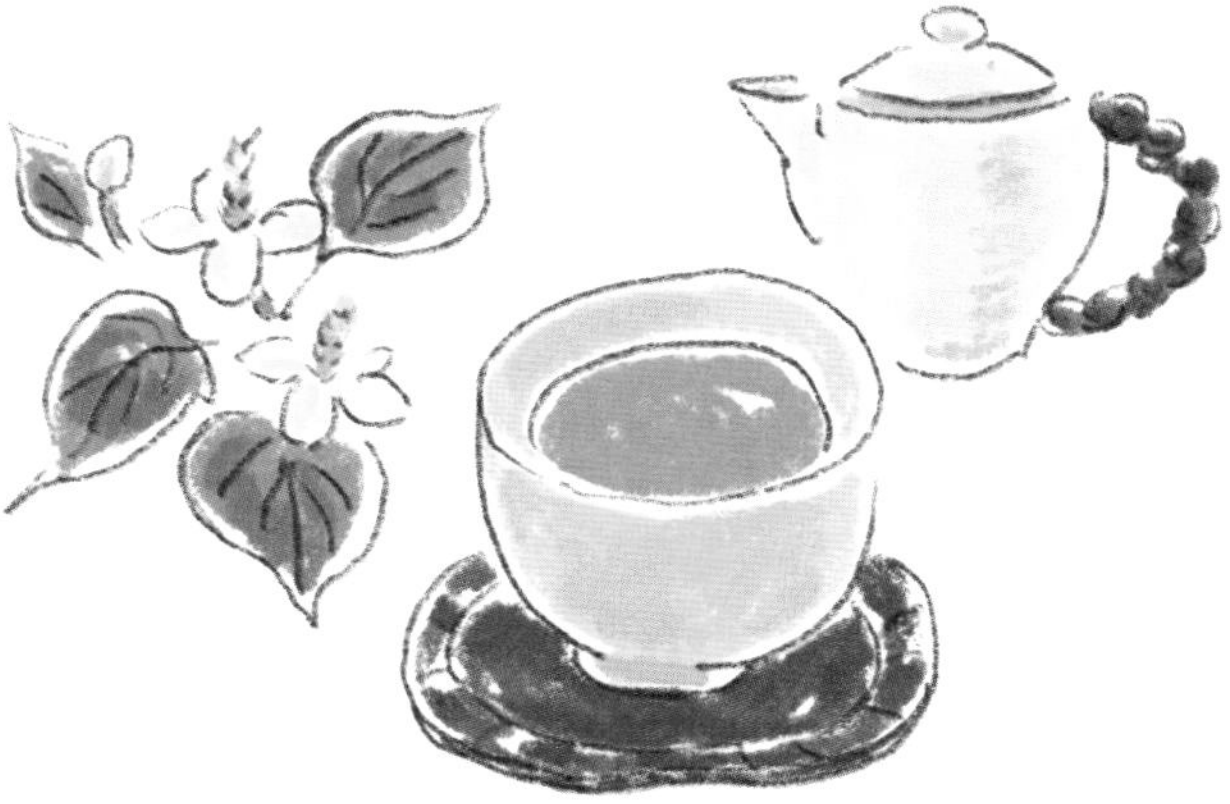

**注釈**

痰が透明でサラサラしている人は飲みすぎないようにしてください。
また、冷え性の人、下痢気味の人、妊娠中の人、生理中の人はなるべく控え、飲みすぎないようにしてください。

# 36

## 腰が痛むとき

仕事中はずっと同じ姿勢を続けている、家に帰ると横になってスマホやタブレットに夢中。

そんな生活を続けているために、腰の痛みを感じている人も多いのではないでしょうか。

あるいは、重いものを運んでいる、夜更かししている、頻繁に性行為や自慰行為をしている、加齢によって腰が衰えている、手術後の病み上がりの状態であるなどといったことも原因として考えられます。

**腰を痛めてしまうと、生殖機能、発育などの機能が低下してしまうので、気を付けなければなりません。**

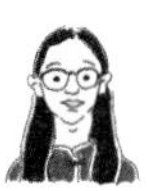

## 腰痛になったら、こう考える

東洋医学では、「腰は腎の家」という言葉があり、腰は腎に関係していると考えられています。

この腎とは、東洋医学では、腎臓ではなく、生殖機能、発育、骨、腰、生命力、元気の源などを指します。

したがって、足腰がだるい、もしくは虚弱体質で腰痛になった場合は、腎が弱くなっている可能性が高いので、生活習慣を改めてください。

**そして、腎を養い、気を補って筋や骨を強化してくれる杜仲《とちゅう》茶を取り入れてみましょう。**

また、身体を温めてくれるので、痛みの緩和も期待できます。

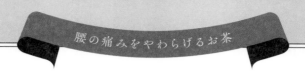

# 杜仲茶

期待できる効果

**身体を温める／肝腎を養う／骨や筋を養う**

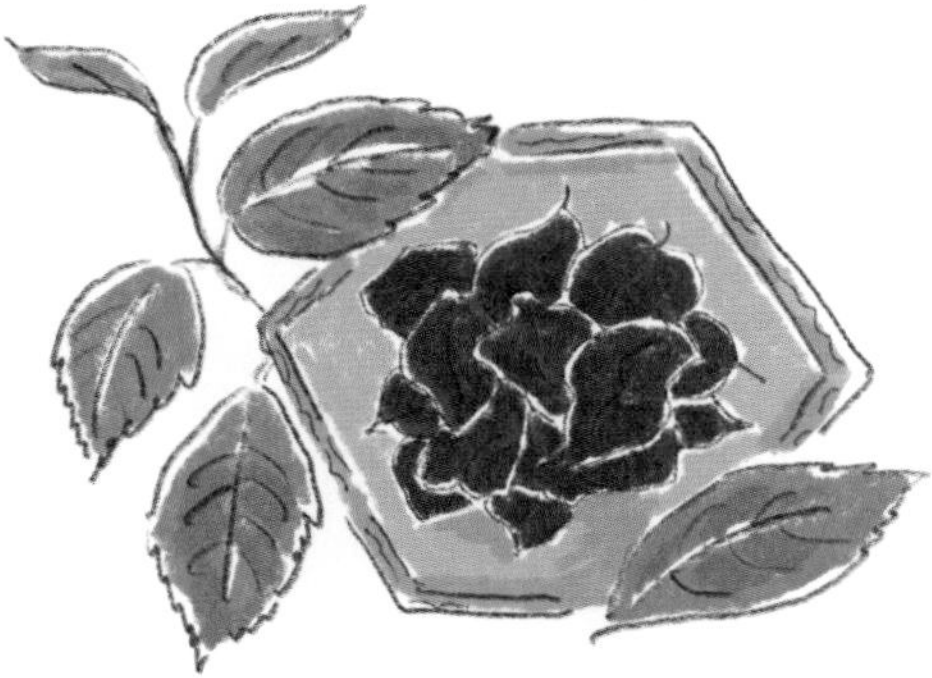

## 杜仲茶ってどんなお茶？

杜仲茶には生殖機能や足腰を補う効果のほか、元気の源や気を補い、骨や筋、筋肉を養う効果も期待できます。

さらに「利尿通便」＝排尿を促して便秘を解消することで、余分な水分を排出してくれます。

杜仲茶は腎を養う効果があるため、腎に関係の深い冬には特におすすめですが、季節に限らず、毎日少しでも飲み続けると、身体が軽くなり、生活習慣病の予防に役立つでしょう。

| 分量目安 | 杜仲茶の葉3〜5g（またはティーバッグ1包）を急須に入れて、お湯を注ぎ、蒸らしてからお飲みください。 |
|---|---|

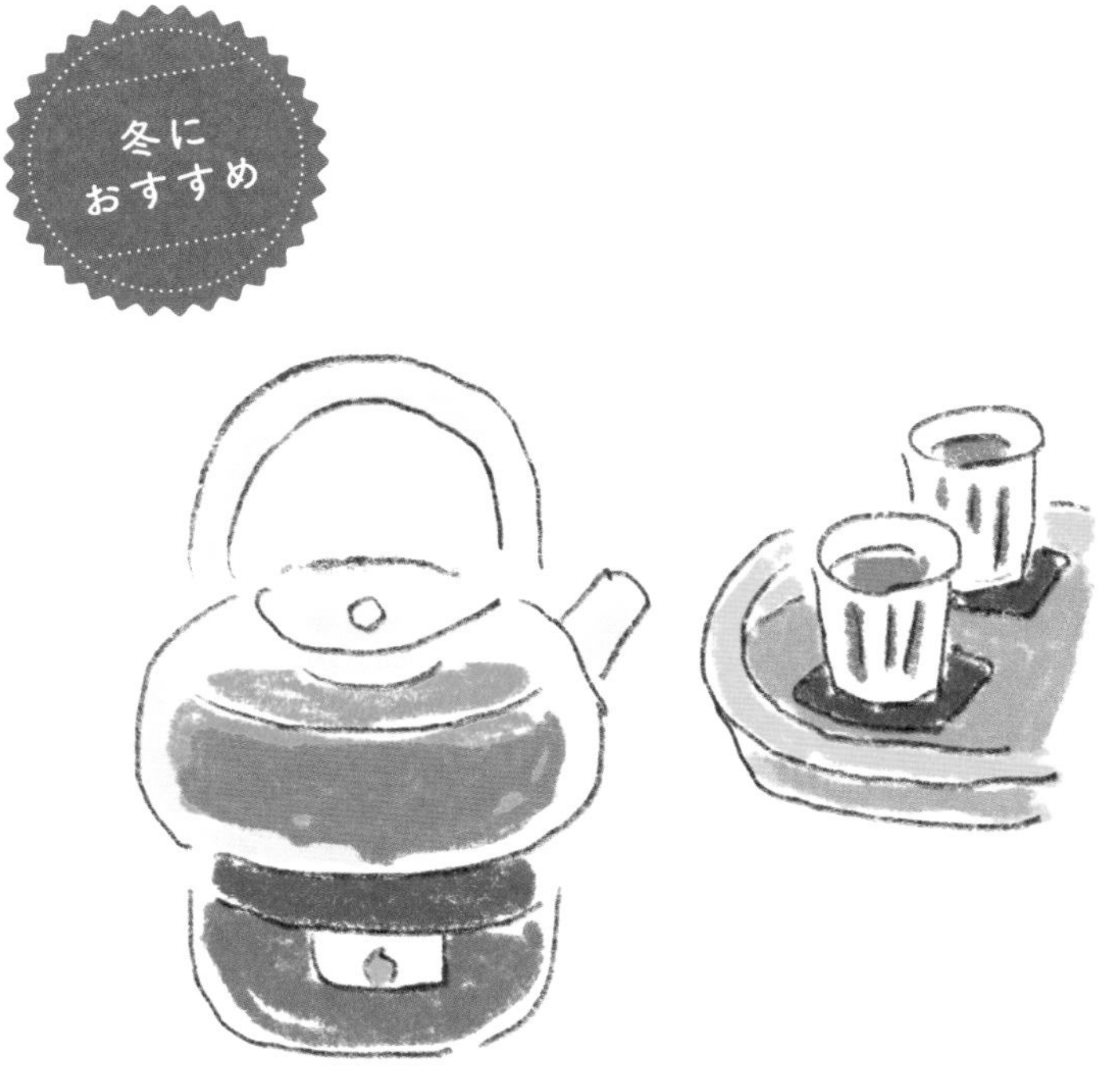


| 注釈 | 利尿作用があるので、夜寝る前には飲まないほうがいいでしょう。<br>微熱が出やすい人、ほてり気味な人は飲まないでください。<br>めまいを引き起こす可能性があります。 |
|---|---|

おわりに

# 自分で自分のお医者さんになれば、一生ものの「心と身体」が手に入る

これまで、不調を緩和するお茶や、不調を改善するお茶を紹介してきましたが、できればお茶だけに頼るのではなく、食事、生活習慣なども見直すようにしてください。

本文のなかでも繰り返してきましたが、冷たいもの、生野菜だけのサラダ、乳製品を食べすぎていないか、夜更かしをしていないか、無理をしすぎていないか、など自分に問いかけてみてほしいのです。

東洋医学の言葉に、**「最もいいお医者さんは自分、最もいい病院はキッチン、最もいいお薬は飲食習慣、最もいい治療は養生を継続する」**というものがあります。

あなたも日常生活を意識して過ごすようにしてください。

きっと、心も身体も大きく変わっていくことと思います。

そしてもし不調があらわれたら、**「最近何を食べたかな？　疲れているかな？」「今日は**

**お茶を飲んで早めに寝よう**」などと、自分を振り返るようにしてください。

さて、私のＹｏｕＴｕｂｅチャンネルでは、不調の改善方法、食材の効果など東洋医学について広く発信しています。

この本に書ききれなかった情報もたくさんご紹介しています。

ぜひ「漢方ロン毛メガネ」で検索してみてください。

以下のＱＲコードからもアクセスできます。

最後までお読みくださり、ありがとうございました。

この本が、少しでも、みなさんの生活に役立つことができたなら、著者としてこれ以上の喜びはありません。

みなさんの健康をお祈りしています！

**ロン毛メガネ**

心と身体の不調がやわらぐ
お茶《ちゃ》でゆる～りセルフケア大全《たいぜん》

2023年1月31日　初版発行

著　者……ロン毛《げ》メガネ
発行者……塚田太郎
発行所……株式会社大和出版
東京都文京区音羽1-26-11　〒112-0013
電話　営業部 03-5978-8121／編集部 03-5978-8131
http://www.daiwashuppan.com
印刷所／製本所……日経印刷株式会社
装幀者……喜來詩織（エントツ）
装画者……東口和貴子


ISBN978-4-8047-6406-1